國家古籍整理出版專項經費資助項目

栖芬室

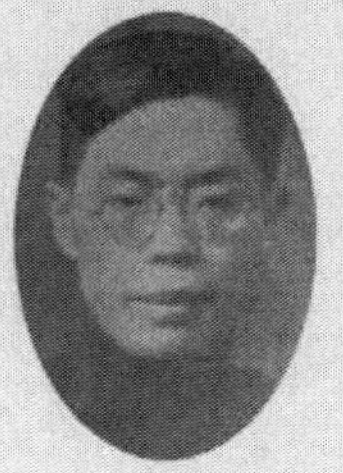

栖芬室藏中醫典籍精選·第一輯

醫經類纂 貳

【清】田晉蕃　著
中國中醫科學院中醫藥信息研究所組織編纂
牛亞華◎主編　　孟慶雲◎提要

北京科學技術出版社

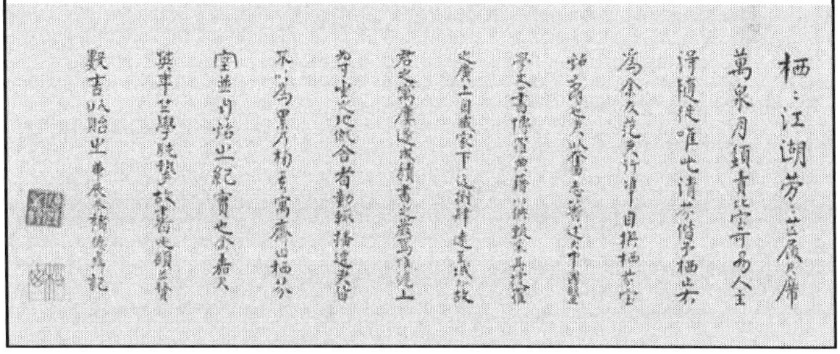

栖芬室藏中醫典籍精選·第一輯

醫經類纂　貳

醫經類纂卷初彙三

氣候	日月	月（歲月之月）	日（晦日之日）	夕時
地	鬼神	女子	三焦	膳
胃	大腸	小腸	膀胱	膻中
腦	脣	高	肱	掌
指	爪	腨	少腹	肛
胞	關	節	毛	津液
聲	音	毫	魂	魄
視	步	臥	沐浴	醉
欠	寸口	人迎	手少陽	手陽明
手太陽	手太陰	手少陰	手厥陰	陰陽脈
弦脈	鉤脈	毛脈	石脈	浮脈

長脈〦〡　大脈〨〡　弦脈〨〡　堅脈〤〥　脈左右彈〢〸

真藏脈〢〡　夾脈〣〡　闌格〣〡　頭痛〢〤　冒〢〥

息賁〢〡　噫〢〡　喉痹〢〢　上氣〤〥　少氣〸

積氣〣〡　酒〣〡　熱中〣〡　四逆〢〤　食〢〥

[illegible]食〢〡　傷水〢〢　脅痛〢〢　痹〢〥　寒痙〸

疝〣〡　便血〣〡　腸澼〣〡　使內〢〥　妊〢〥

崩〣〡　診病〢〢　治〢〢　剛柔〢〥　勝負〸

母〢〡　邪〢〡　濁〣〡　氣味〢〥　血〢〥

鹽〢〡

氣候

五日謂之候。三候謂之氣。素六節藏象論

先知日之寒溫。月之虛盛。以候氣之浮沈。以日之寒溫。月之盛虛。

四時氣之浮沈。參伍相合而調之。素八正神明論

日月

日为陽，月为陰。素陰陽離合論　亦見六節藏象論

天度者，所以制日月之行也。日行一度，月行十三度而有奇焉。

素六節藏象論

色以應日，脈以應月。素移精變氣論

凡刺之法，必候日月星辰四時八正之氣，氣定乃刺之。是故天溫日明，則人血淖液而衛氣浮，故血易寫，氣易行；天寒日陰，則人血凝泣而衛氣沉。月始生，則血氣始精，衛氣始行；月郭滿，則血氣實，肌肉堅；月郭空，則肌肉減，經絡虛，衛氣去，形獨居。月生無寫，月滿無補，月郭空無治，是謂得時而調之。故日月生而寫，是謂藏（藏，太素注當作減）虛；月滿而補，血氣揚溢，絡有留血，

命曰重實。月郭空而治，是謂亂經。星辰者，所以制日月之行也。
先知日之寒溫。月之虛盛。以候氣之浮沉。以日之寒溫。月之虛
盛。四時氣之浮沉。參伍相合而調之。寫必用方。方者以氣方盛也。以
月方滿也。以日方溫之。素八正神明論

月　歲月之目

立端於始，表正於中，推餘於終，而天度畢矣○ 素六節藏象論

治不本四時，不知日月○ 素移精變氣論

正月二月○天氣始方○地氣始發○人氣在肝○三月四月○天氣正方○地氣定發○人氣在脾○五月六月○天氣盛○地氣高○人氣在頭○七月八月○陰氣始殺○人氣在肺○九月十月○陰氣始冰○地氣始閉○人氣在心○十一月十二月○冰復○地氣合○人氣在腎○ 素診要經終論

不治○法三月若六月○若三日若六日○傳五藏而當死○喘息不便○其氣動形○期六月死○喘息不便○內痛引肩項○期一月死○ 素玉機真藏論

月有小大○ 素寶命全形論

九日少陽病衰。十日太陰病衰。十一日少陰病衰。十二日厥陰病衰。其未滿三日者，可汗而已；其滿三日者，可泄而已。兩感於寒者，病一日則巨陽與少陰俱病；二日則陽明與太陰俱病；三日則少陽與厥陰俱病。六日死。帝曰：五藏已傷，六府不通，榮衛不行，如是之後，三日乃死，何也？岐伯曰：陽明者，十二經脈之長也，其血氣盛，故不知人，三日，其氣乃盡，故死矣。先夏至日者為病溫，後夏至日者為病暑。素熱論

與厥陰脈爭見者，死期不過三日。脈太陽　與少陰脈爭見者，死期不過三日。脈少陽　素刺熱篇

巨陽引精者三日，中年者五日，不精者七日。不當刺而刺，後五日其氣必至。素評熱病論

衛氣者晝日行於陽。內外相薄。是以日作。其間日而作者何也。岐伯曰。其氣之舍深。內薄於陰。陽氣獨發。陰邪內著。陰與陽爭。不得出。是以間日而作也。

日　附日之日

五日謂之候○　素六節藏象論

湯液十日○以去八風五痺之病○十日不已○治以草蘇草荄之枝○

治不本四時○不知日月○　素移精變氣論

其色見淺者○湯液主治○十日已○其見深者○必齊主治○二十一日

已○其見大深者○醪酒主治○百日已○色夭面脫不治○百日盡

已○　素玉版論要篇

中脾者五日死○中腎者七日死○中肺者五日死○　目睘絕系○絕系

一日半死○　素診要經終論

是故冬至四十五日○陽氣微上○陰氣微下○夏至四十五日○陰氣

微上○陽氣微下○　素脈要精微論

一日一夜五分之。此所以占死生之早暮也。不治。法三月若六

月。若三日。若六日。傳五藏而當死。弗治。滿十日。法當死。腎傳之心病名曰瘛

真藏脈見。乃予之期日。脫肉破䐃。真藏見。十月之內死。月當作日

素玉機真藏論

其脈乍疏乍數乍遲乍疾者。日乘四季死。辰戌丑未也 素三部九候論

四季甚。脾病日辰 丙丁等 素藏氣法時論

日有短長。素寶命全形論

脾者土也。治中央。常以四時長四藏。各十八日寄治。素太陰陽明論

其死皆以六七日之間。其愈皆以十日以上者何也。傷寒 傷寒一日巨陽受

之。二日陽明受之。三日少陽受之。四日太陰受之。五日少陰受之。六日厥

陰受之。其不兩感於寒者。七日巨陽病衰。八日陽明病衰。

夕時

二陰俱搏。十三日夕時死。　素陰陽別論

病風者以日夕死。　素三部九候論

地

一病而治各不同。皆愈何也。岐伯對曰。地勢使然也。其地高陵居。北方　其地下。南方　其地平以濕。中央　素異法方宜論

九月十月。陰氣始冰。地氣始閉。　十一月十二月。冰復。地氣合。

素診要經終論

鬼神

拘於鬼神者，不可與言至德。素五藏別論

道無鬼神，獨來獨往。素寶命全形論

女子　婦人

女子七歲腎氣盛。齒更髮長。二七而天癸至。任脈通。太衝脈盛。月事以時下。故有子。三七腎氣平均。故真牙生而長極。四七筋骨堅。髮長極。身體盛壯。五七陽明脈衰。面始焦。髮始墮。六七三陽脈衰於上。面皆焦。髮始白。七七任脈虛。太衝脈衰少。天癸竭。地道不通。故形壞而無子也。上古天真論

有厥氣者曰厥疝。女子同法。素五藏生成篇

女子右為逆。左為從。素玉版論要篇

婦人手少陰脈動甚者妊子也。素平人氣象論

三

10

三焦

三焦者決瀆之官，水道出焉。素靈蘭秘典論

大胃大腸小腸三焦膀胱，此五者天氣之所生也。素五藏别論

下焦溢為水。素宣明五氣篇

膽

膽者中正之官。決斷出焉。素靈蘭秘典論

凡十一藏。取決於膽也。素六節藏象論

腦髓骨脈膽女子胞。此六者地氣之所生也。素五藏別論

膽為怒。素宣明五氣篇

少陽主膽。素熱論

胃

夫胃大腸小腸三焦膀胱。此五者天氣之所生也。水穀入口。則胃實
而腸虛。食下則腸實而胃虛。胃者水穀之海。六府之大源也。
五味入口藏於胃。以養五藏氣。是以五藏六府之氣味。皆出於胃。
變見於氣口。素五藏別論
胃脈搏堅而長。其色赤。當病折髀。其耎而散者。當病食痹。胃脈
實則脹。虛則泄。右外以候胃。內以候脾。素脈要精微論
平人之常氣稟於胃。胃者平人之常氣也。人無胃氣曰逆。
逆者死。胃之大絡名曰虛里。貫鬲絡肺。出於左乳下。已食如飢者
胃疸。素平人氣象論
五藏者皆稟氣於胃。胃者五藏之本也。藏氣者不能

自歸於手太陰。必因於胃氣乃至於手太陰也。故病甚者胃
氣不能與之俱至於手太陰。故真藏之氣獨見。 漿粥入胃。泄注
止。則虛者活。 素玉机真藏論
故飲食飽甚。汗出於胃。 食氣入胃。散精於肝。淫氣於筋。食氣
入胃。濁氣歸心。淫精於脈。 飲入於胃。游溢精氣。上輸於脾。
五脈氣少。胃氣不平。三陰也。 素經脈別論
胃爲氣逆。爲噦。爲恐。 素宣明五氣篇
取手太陰絡者。胃之募也。 素通評虛實論
四支皆禀氣於胃。而不得至經。必因於脾。乃得禀也。今脾
病不能爲胃行其津液。四支不得禀水穀氣。 脾藏者常著
胃土之精也。 足太陰者三陰也。其脈貫胃屬脾絡嗌。 素太陰陽明論

陽明者胃脉也。胃者土也。素陽明脉解篇

太陰脉布胃中，絡於嗌。素熱論

不得正偃者，胃中不和也。腹中鳴者，病本於胃也。食不下者

胃脘隔也。身重難以行者，胃脉在足也。素評熱病論

胃者六府之海，其氣亦下行，陽明逆不得從其道，故不得臥也。

下經曰：胃不和則臥不安，此之謂也。素逆調論

14

大腸

大腸者，傳道之官，變化出焉。素靈蘭秘典論

夫胃、大腸、小腸、三焦、膀胱，此五者天氣之所生也。水穀入口，則胃實

而腸虛，食下則腸實而胃虛。素五藏別論

虛則腹滿腸鳴。飧泄 素藏氣法時論

大腸小腸為泄。素宣明五氣篇

小腸

三陽結謂之隔。三陽謂小腸膀胱　太素三作二　素陰陽別論

小腸者受盛之官，化物出焉。素靈蘭秘典論

夫胃大腸小腸三焦膀胱，此五者天氣之所生也。素五藏別論

心為牡藏，小腸為之使。素脈要精微論

大腸小腸為泄。素宣明五氣篇

膀胱

三陽結謂之隔。三陽謂小腸膀胱　太素三作二　素陰陽別論

膀胱者州都之官。津液藏焉。氣化則能出矣。素靈蘭秘典論

夫胃大腸小腸三焦膀胱。此五者天氣之所生也。素五藏別論

水泉不止者。是膀胱不藏也。素脈要精微論

脾氣散精。上歸於肺。通調水道。下輸膀胱。素經脈別論

膀胱不利為癃。不約為遺溺。素宣明五氣篇

膻中

膻中者臣使之官喜樂出焉　素靈蘭秘典論

左外以候心。內以候膻中。　素脈要精微論

腦

諸髓者皆屬於腦。素五藏生成篇

余聞方士或以腦髓為藏。腦髓骨脈膽女子胞。此六者地氣之所生也。皆藏於陰而象於地。故藏而不寫。素五藏別論

唇

其華在唇四白。脾胃　素六節藏象論

其榮唇也。脾　多食酸。則肉胝䐢而唇揭。素五藏生成篇

鬲

腹滿䐜脹。支鬲胠脇。下厥上冒。過在足太陰陽明。心煩頭痛。病在鬲中。過在手巨陽少陰。素五藏生成篇

中鬲者皆爲傷中。所謂從者。鬲與脾腎之處。素診要經終論

左外以候肝。內以候鬲。素脈要精微論

胃之大絡。名曰虛里。貫鬲絡肺。出於左乳下。素平人氣象論

四椎下間主鬲中熱。頰上者鬲上也。素刺熱篇

胠 王冰曰胠脇上也

腹滿䐜脹。支鬲胠脇。下厥上冒。過在足太陰陽明。 有積氣

在心下。支胠。名曰肝痹。 素五藏生成篇

下則兩脅胠滿。春脈不及 素玉機真藏論

掌

掌受血而能握○　素五藏生成篇

廿

23

指

指受血而能攝。素五藏生成篇

手指及手外踝上五指留鍼。素三部九候論

故陰氣從足上行至頭，而下行循臂至指端。素太陰陽明論

爪

其華在爪。肝　素六節藏象論

其榮爪也。肝　多食辛，則筋急而爪枯。素五藏生成篇

腨

三陽為病發寒熱。下為癰腫。及為痿厥腨痛。素陰陽別論

尻陰股膝髀腨胻足皆痛。肋病　素藏氣法時論

非　26

少腹

多陰少陽曰石水。少腹腫。 素陰陽別論

有積氣在小腹與陰。名曰厥疝。得之沐浴清水而卧。 素五藏生成篇

病名心疝。少腹當有形也。 心為牡藏。小腸為之使。故曰少腹當有形

也。下竟下者。少腹腰股膝脛足中事也。 素脈要精微論

脈急者。曰疝瘕少腹痛。 素平人氣象論

少腹滿。冬脈不及 脾傳之腎。病名曰疝瘕。少腹冤熱而痛。 素玉機真藏論

肝病者。兩脅下痛引少腹。 大腹小腹痛。腎者 素藏氣法時論

囊縱少腹微下。厥陰病衰 素熱論

小便黃者。少腹中有熱也。 素刺熱病論

廿　27

肛

魄门亦为五藏使。水穀不得久藏。 素五藏别论

仓廪不藏者。是门户不要也。谓魄门 素脉要精微论

18 28

胞

腦髓骨脈膽女子胞。此六者地氣之所生也。素五藏別論

暴癰筋緛。随分而痛。魄汗不盡。胞氣不足。治在經俞。素通評虛實論

月事不來者。胞脈閉也。胞脈者。屬心而絡於胞中。素評熱病論

四

少十二俞○俞太素作關是　素五藏生成篇

節

計人亦有三百六十五節，以為天地久矣。素六節藏象論

諸筋者皆屬於節。素五藏生成篇

少陽終者，耳聾，百節皆縱。素診要經終論

留瘦不移，節而刺之。素三部九候論

天有陰陽，人有十二節。素寶命全形論

病名曰骨痹，是人當攣節也。素逆調論

毛

其華在毛。肺　素六節藏象論

其榮毛也。肺　素五藏生成篇

其有不從毫毛而生。五藏陽以竭也。素湯液醪醴論

今風寒客於人。使人毫毛畢直。毛折乃死。素玉機真藏論

毛脈合精。行氣於府。素經脈別論

肺熱病者。先淅然厥起毫毛。素刺熱篇

瘧之始發也。先起於毫毛。

津液

膀胱者州都之官。津液藏焉。氣化則能出矣。（素靈蘭秘典論）

氣和而生。津液相成。（素六節藏象論）

津液充郭。（素湯液醪醴論）

開腠理。致津液。通氣也。（素藏氣法時論）

五藏化液。心為汗。肺為涕。肝為淚。脾為涎。腎為唾。是謂五液。（素宣明五氣篇）

夫鹽之味鹹者。其氣令器津泄。（素寶命全形論）

今脾病不能為胃行其津液。藏府各因其經而受氣於陽明。故為胃行其津液。（素太陰陽明論）

夫水者循津液而流也。腎者水藏。主津液。（素逆調論）

卅　　33

營

脾者倉廩之本。營之居也。素問六節藏象論

藏於皮膚之內。腸胃之外。以營氣之所居也。

音

在音為角○肝　在音為徵○心　在音為宮○脾　在音為商○肺　在音為
羽○腎　素陰陽應象大論
五藏相音○可以意識○　素五藏生成篇
是故聲合五音○　素脈要精微論
下聞病音○　素玉機真藏論
經絕者其音嘶敗○　素寶命全形論
聞木音則惕然而驚○　素陽明脈解篇
人有逆氣不得臥而息有音者○有不得臥而息無音者○有起
居如故而息有音者○不得臥而息有音者○是陽明之逆也○
足三陽者下行○今逆而上行○故息有音也○　夫起居如故而息有音

此

者四肺之絡脈逆之　絡脈之病人也微故起居如故而息有音也素逆調論

五色

草生五色。五色之變，不可勝視。五氣入鼻，藏於心肺。上使五色脩明。素六節藏象論

故色見青如草茲者死。黃如枳實者死。黑如炲者死。赤如衃血者死。白如枯骨者死。此五色之見死也。青如翠羽者生。赤如雞冠者生。黃如蟹腹者生。白如豕膏者生。黑如烏羽者生。此五色之見生也。生於心，如以縞裹朱。生於肺，如以縞裹紅。生於肝，如以縞裹紺。生於脾，如以縞裹栝樓實。生於腎，如以縞裹紫。此五藏所生之外榮也。色味當五藏。白當肺辛。赤當心苦。青當肝酸。黃當脾甘。黑當腎鹹。故白當皮。赤當脈。青當筋。黃當肉。黑當骨。

五色微診，可以目察。能合脈色，可以萬全。

凡相五色之奇脈〇面黄目青〇面黄目赤〇面黄目白〇面黄目黑者〇皆不死也〇面青目赤〇面赤目白〇面青目黑〇面黑目白〇面赤目青〇皆死也〇素五藏生成篇

五色日見於目〇素陽明脈解論

五色脈變〇揆度奇恒〇道在於一〇素玉版論要篇 三句亦見玉機真藏論

察五色〇 夫精明五色者〇氣之華也〇 五色精微象見矣〇其壽不久也〇素脈要精微論

魂

肝者罷極之本，魂之居也。素六節藏象論

肝藏魂。素宣明五氣篇

收

魄

肺者氣之本。魄之處也。素六節藏象論

其魄獨居。素湯液醪醴論

肺藏魄。素宣明五氣篇

目盲不可以視〇 生氣通天論

視

肝受血而能視〇 素五藏生成篇

夫精明者〇所以視萬物〇別白黑〇審短長〇以長為短〇以白為黑〇如是則精衰矣〇 頭傾視深〇精神將奪矣〇 素脈要精微論

久視傷血〇 素宣明五氣篇

使人強上冥視〇（冥視：不明也） 素評熱病論

步

身體重。行步不正。素上古天真論

夜臥早起。廣步於庭。素四氣調神大論

足得血而能步。素五藏生成論

尺虛者行步恇然。素通評虛實論

臥

故人臥血歸於肝。臥出而風吹之。名曰腎痹。得之沐浴清水而臥。素五藏生成篇

秋刺夏分，病不已。令人益嗜臥。冬刺春分，病不已。令人欲臥不能眠。眠而有見。素診要經終論

安臥脈盛，謂之脫血。目裹微腫，如臥蠶起之狀，曰水。[illegible]

溺黃赤，安臥者，黃疸。素平人氣象論

久臥傷氣。素宣明五氣篇

入六府則身熱不時臥。素太陰陽明論

故身熱目疼而鼻乾，不得臥也。足陽明病　素熱論

多臥。肝熱病　手足躁，不得安臥。肝熱　素刺熱篇

41

不能正偃。正偃則欬。腎風

不能正偃者。胃中不和也。正偃則欬甚。上迫肺也。臥不得正偃。正偃則欬出清水也。諸水病者故不得臥。臥則[illegible]驚。素評熱病論

人有逆氣不得臥而息有音者。有不得臥而息無音者。有得臥行而喘者。有不得臥不能行而喘者。有不得臥臥而喘者。不得臥而息有音者。是陽明之逆也。陽明者胃脈也。胃者六府之海。其氣亦下行。陽明逆不得從其道。故不得臥也。下經曰。胃不和則臥不安。此之謂也。夫不得臥臥則喘者。是水氣之客也。腎者水藏主津液。主臥與喘也。素逆調論

沐浴

名曰腎痺。得之沐浴清水而卧。素五藏生成篇

病名曰脾風。發癉。腹中熱。煩心出黄。當此之時。可按可藥可浴。素玉機真藏論

汗出遇風。及得之以浴。水氣舍於皮膚之内。

醉

名曰肺痹。寒熱。得之醉而使內也。素五藏生成篇

欠

二陽一陰發病。主驚駭。背痛。善噫善欠。素陰陽別論

腎為欠為嚏。素宣明五氣篇

伸欠乃作。瘧

寸口

寸口一盛，病在厥陰；二盛，病在少陰；三盛，病在太陰；四盛已上為關陰。人迎與寸口俱盛四倍已上為關格。素六節藏象論

氣口何以獨為五藏主。氣口亦太陰也。是以五藏六府之氣味皆出於胃，變見於氣口。素五藏別論

欲知寸口太過與不及，寸口之脈中手短者，曰頭痛。寸口脈中手長者，曰足脛痛。寸口脈中手促上擊者，曰肩背痛。寸口脈沉而堅者，曰病在中。寸口脈浮而盛者，曰病在外。寸口脈沉而橫，曰脅下有積，腹中有橫積痛。寸口脈沉而喘，曰寒熱。

素平人氣象論

氣口成寸，以決死生。素經脈別論

其寸口中手也。時大時小。大則邪至。小則平。其行無常處。素問離合真邪論

絡氣不足。經氣有餘者。脈口熱而尺寒也。經虛絡滿者。尺熱滿脈口寒濇也。素問通評虛實論

人迎

故人迎一盛病在少陽。二盛病在太陽。三盛病在陽明。四盛以

已上為格陽。人迎與寸口俱盛四倍已上為關格。素六節藏象論

頸脈動喘疾欬曰水。素平人氣象論

146

手少陽

一陽發病，少氣善欬善泄。一陽謂膽及三焦之脈 一陰一陽結謂之喉痺。素陰陽別論

少陽終者，耳聾，百節皆縱，目瞏絕系，絕系一日半死，其死也色先青白，乃死矣。素診要經終論

少陽脉至，乍數乍疏，乍短乍長。素平人氣象論

一陽獨嘯，少陽厥也。素經脈別論

少陽常少血多氣。少陽與心主為表裏。素血氣形志篇

手陽明

二陽之病發心脾。有不得隱曲。女子不月。二陽謂陽明大腸及胃之脈 素陰陽别論

欬嗽上氣。厥在胸中。過在手陽明太陰。素五藏生成篇

陽明終者。口目動作。善驚妄言色黄。其上下經盛不仁則終矣。

素診要經終論

陽明脈至。浮大而短。素平人氣象論

中部地。手陽明也。素三部九候論

肺主秋。手太陰陽明主治。素藏氣法時論

陽明常多氣多血。陽明與太陰為表裏。素血氣形志篇

刺手太陰陽明。肺熱 熱病始手臂痛者。刺手陽明太陰。素刺熱篇

手太陽

三陽為病發寒熱。下為癰腫。及為痿厥腨痛。三陽謂小腸及膀胱之脈

素陰陽別論

心煩頭痛。病在鬲中。過在手巨陽少陰。素五藏生成篇

太陽之脈。其終也。戴眼。反折。瘈瘲。其色白。絕汗乃出。出則死矣

素診要經終論

太陽脈至。洪大以長。素平人氣象論

心主夏。手少陰太陽主治。取其經少陰太陽舌下血者。心病 素藏氣法時論

太陽常多血少氣。手太陽與少陰為表裏。素血氣形志篇

取手太陽經絡者。胃之募也。素通評虛實論

刺手少陰太陽。心熱 素刺熱篇

手太陰

三陽三陰發病。為偏枯痿易。四支不舉。三陽字衍 三陰謂太陰脾肺之脈 素陰陽別論

欬嗽上氣。厥在胸中。過在手陽明太陰。素五藏生成篇

氣口亦太陰也。素五藏別論

行奇恒之法。以太陰始。素玉版論要篇

太陰終者。腹脹閉。不得息。善噫善嘔。嘔則逆。逆則面赤。不逆則上下不通。不通則面黑皮毛焦而終矣。素診要經終論

藏氣者。不能自致於手太陰。必因於胃氣。乃至於手太陰也。故五藏各以其時自為而至於手太陰也。故病甚者。胃氣不能與之俱至於手太陰。故真藏之氣獨見。素玉機真藏論

中部知手太陰也。素三部九候論

於

太陰藏搏者。用心省真。素經脈別論

肺主秋。手太陰陽明主治。取其經太陰足太陽之外厥陰內血者。肺病

素藏氣法時論

太陰常多氣少血。陽明與太陰為表裏。素血氣形志篇

刺手太陰傍三痏。癰 刺手太陰經絡者大骨之會各三。掖癰 鍼

手太陰各五。刺癇驚 素通評虛實論

刺手太陰陽明。肺熱 熱病始手臂痛者。刺手陽明太陰。素刺熱篇

手少陰

二陰一陽發病，善脹，心滿，善氣。一陽字衍，二陰謂少陰心腎之脈　素陰陽別論

心煩頭痛，病在鬲中，過在手巨陽少陰。素五藏生成篇

少陰終者，面黑，齒長而垢，腹脹閉，上下不通而終矣。素診要經終論

婦人手少陰脈動甚者，妊子也。素平人氣象論

中部人，手少陰也。素三部九候論

心主夏，手少陰太陽主治。取其經，少陰太陽，舌下血者。心病　素藏氣法時論

少陰常少血多氣。手太陽與少陰為表裏。素血氣形志篇

刺手少陰經絡傍者一。刺癇　素通評虛實論

刺手少陰太陽。其心　素刺熱篇

手厥陰

二陽一陰發病，主驚駭，背痛，善噫，善欠，名曰風厥。（二陽二字衍一陰）

（謂心主及肝之脈）一陰一陽結，謂之喉痺。　素陰陽別論

厥陰終者，中熱嗌乾，善溺，心煩，甚則舌卷，卵上縮而終矣。

素診要經終論

厥陰常多血少氣。　少陽與心主為表裏。　素血氣形志篇

刺手心主三。（痏癰）　素通評虛實論

陰陽脉

脉有陰陽。知陽者知陰。知陰者知陽。凡陽有五。五五二十五陽。所謂陰者真藏也。見則為敗。敗必死也。所謂陽者胃脘之陽也。別於陽者。知病處也。別於陰者。知死生之期。三陽在頭（當作頸　詳校釋）。三陰在手。所謂一也。別於陽者。知病忌時。別於陰者。知死生之期。謹熟陰陽。無與衆謀。所謂陰陽者。去者為陰。至者為陽。靜者為陰。動者為陽。遲者為陰。數者為陽。

鼓一陽曰鉤。鼓一陰曰毛。鼓陽勝急曰弦。鼓陽至而絶曰石。陰陽相過曰溜。陰搏陽別謂之有子。

陰爭陽搏謂之崩。

三陰俱搏。二十日夜半死。二陰俱搏。十三日夕時死。一陰俱搏。十日死。（太素十日下有平旦二字）三陽俱搏且鼓。三日死。三陰三陽俱搏。心腹滿。發盡不得隱曲。五日死。

二陽俱搏。其病溫。宋本作其氣溫 太素作募病溫 死不治。不過十日死。素陰陽別論

故人迎一盛。病在少陽。二盛病在太陽。三盛病在陽明。四盛已上為格陽。寸口一盛。病在厥陰。二盛病在少陰。三盛病在太陰。四盛已上為關陰。素六節藏象論

麤大者。陰不足。陽有餘。數動一代者。病在陽之脈也。素脈要精微論

別於陽者。知病從來。別於陰者。知死生之期。素玉機真藏論

九候之脈。皆沉細懸絕者為陰。盛躁喘數者為陽。素三部九候論

大則邪至。小則平。其行無常處。在陰與陽。不可為度。素離合真邪論

弦脈

鼓陽勝急曰弦。 素陰陽別論

春胃微弦曰平。弦多胃少曰肝病。但弦無胃曰死。 毛而有弦曰

春病。 所謂脈不得胃氣者。肝不弦。腎不石也。 死肝脈來急益

勁如新張弓弦。 素平人氣象論

春脈如弦。何如而弦。岐伯對曰。春脈者肝也。東方木也。萬物之所以始

生也。故其氣來耎弱輕虛而滑。端直以長。故曰弦。 如按琴瑟

弦。 真肝脈至 素玉機真藏論

肝脈弦。 素宣明五氣篇

絃絕者其音嘶敗。 素寶命全形論

鉤脈

鼓一陽曰鉤　素陰陽別論

夏胃微鉤曰平　鉤多胃少曰心病　但鉤無胃曰死　石而有鉤曰冬病　鉤甚曰今病　素平人氣象論

夏脈如鉤　何如而鉤　岐伯曰　夏脈者心也　南方火也　萬物之所以盛長也　故其氣來盛去衰　故曰鉤　素玉機真藏論

其脈代而鉤者　病在絡脈　素三部九候論

心脈鉤　素宣明五氣篇

毛脈

數一陰曰毛。　素陰陽別論

胃而有毛曰秋病。毛甚曰今病。　秋胃微毛曰平。毛多胃少曰肺病。但毛無胃曰死。毛而有弦曰春病。　素平人氣象論

其氣來毛而中央堅。兩傍虛。此謂太過。病在外。其氣來毛而微。此謂不及。病在中。　真肺脈至。大而虛。如以毛羽中人膚。　素玉機真藏論

肺脈毛。　素宣明五氣篇

石脈

鼓陽至而絶曰石。 素陰陽別論

胃而有石曰冬病。石甚曰今病。 耎弱有石曰冬病。弱甚曰今病。

冬胃微石曰平。石多胃少曰腎病。但石无胃曰死。石而有鈎

曰夏病。 所謂脈不得胃氣者。肝不弦。腎不石也。 死腎脈來。發如

奪索。辟辟如彈石。 素平人氣象論

其氣來如彈石者。此謂太過。冬脈 素玉機真藏論

腎脈石。 素宣明五氣篇

浮脉

白脉之至也喘而浮。上虚下實。驚有積氣在胸中。素五藏生成篇

春日浮如魚之游在波。浮而散者為眴仆。諸浮不躁者皆在陽則為熱。其有躁者在手。素脉要精微論

寸口脉浮而盛者曰病在外。脉滑浮而疾者謂之新病。（並見于玉機真藏論）秋冬而脉浮大命曰逆四時也。陽明脉至浮大而短。死肺脉來如物之浮如風吹毛。素平人氣象論

秋脉如浮何如而浮。岐伯曰。秋脉者肺也西方金也萬物之所以收成也。故其氣來輕虛以浮。來急去散故曰浮。素玉機真藏論

太陽藏何象。岐伯曰。象三陽而浮也。陽明藏何象。岐伯曰。象大浮也。素經脉別論

55

脉浮而濇。濇而身有熱者死。脉浮則死。腸澼下白沫 素問通評虛實論

長脈

青脈之至也○長而左右彈○有積氣在心下支胠○ 素五藏生成篇

長則氣治○ 心脈搏堅而長○當病舌卷不能言○ 肺脈搏堅而長○當病唾血○ 肝脈搏堅而長○色不青○當病墜若搏○ 胃脈搏堅而長○其色赤○當病折髀○ 脾脈搏堅而長○其色黃○當病少氣○ 腎脈搏堅而長○其色黃而赤者○當病折腰○ 素脈要精微論

寸口脈中手長者○曰足脛痛○ 太陽脈至○洪大以長○ 少陽脈至○乍數乍疏○乍短乍長○ 素平人氣象論

故其氣來耎弱輕虛而滑○端直以長○故曰弦○ 素玉機真藏論

大脈

黄脈之至也大而虛。有積氣在腹中。　黑脈之至也上堅而大。

有積氣在小腹與陰。素五藏生成篇

大則病進。　麤大者陰不足陽有餘。素脈要精微論

秋冬而脈浮大命曰逆四時也。　太陽脈至洪大以長。　陽明脈至浮大而短。素平人氣象論

真肺脈至大而虛。　泄而脈大難治。素玉機真藏論

形瘦脈大胸中多氣者死。　獨大者病。素三部九候論

陽明藏何象。岐伯曰象大浮也。素經脈別論

大則邪至。小則平。素離合真邪論

其形盡滿者脈急大堅尺濇而不應也。　喘鳴肩息者脈實大

死。浮則生。急則死。 滑大則生。腸澼下膿血 滑大者曰生。腸澼 脉搏大滑。久自

已。癲疾 脉實大病久可治。消癉 素問通評虛實論

虛脈

黄脈之至也大而虛。有積氣在腹中。素五藏生成篇

虛泄爲奪血。素玉版論要篇

胃脈實則脹。虛則泄。來疾去徐。上實下虛。爲厥巔疾。來徐去疾。上虛下實。爲惡風也。素脈要精微論

病在中脈虛。難治 素平人氣象論

其氣來耎弱輕虛而滑。端直以長。故曰弦。故其氣來輕虛以浮。秋脈 其氣來毛而中央堅。兩傍虛。此謂太過。秋脈 真肺脈至大而虛。素玉機真藏論

虛則可治。癲疾 素通評虛實論

83　62

堅脈

赤脈之至也喘而堅。診曰有積氣在中。 黑脈之至也上堅而大。有積氣在小腹與陰。素五藏生成篇

心脈搏堅而長。當病舌卷不能言。 肺脈搏堅而長。當病唾血。

肝脈搏堅而長。色不青。當病墜若搏。 胃脈搏堅而長。其色赤。當病折髀。脾脈搏堅而長。其色黃。當病少氣。

腎脈搏堅而長。其色黃而赤者。當病折腰。素脈要精微論

寸口脈沉而堅者。曰病在中。 脈盛滑堅者。曰病在外。脈小實而堅者。病在內。 病在外脈濇堅者。難治。

死脾脈來。銳堅如烏之喙。如鳥之距。 平腎脈來。喘喘累累如鉤。按之而堅。 病腎脈來。如引葛。按之益堅。素平人氣象論

其氣來毛而中央堅。兩傍虛。此謂太過。脈秋 真心脈至。堅而搏。

脈實以堅。謂之益甚。病在中脈實堅。病在外脈不實堅者。皆

難治。素玉機真藏論

其形盡滿者。脈急大堅。尺濇而不應也。脈小堅急。疾不治。癥瘕 脈起

小堅病久不可治。消癉 素通評虛實論

脈左右彈

青脈之至也○長而左右彈○有積氣在心下○支胠○素五藏生成篇

真藏脈

所謂陰者真藏也。見則為敗。敗必死也。 凡持真脈之藏脈者。肝至懸絕急。十八日死。(太素作九日死)心至懸絕。九日死。肺至懸絕。十二日死。(太素作十日死)腎至懸絕。七日死。(太素作五日死)脾至懸絕。四日死。(素陰陽別論)

肝見庚辛死。心見壬癸死。脾見甲乙死。肺見丙丁死。腎見戊己死。是謂真藏見皆死。 所謂無胃氣者。但得真藏脈不得胃氣也。 (素平人氣象論)

真藏脈見。乃予之期日。 脫肉破䐃。真藏見。十月之內死。(月當作日)肩髓內消。動作益衰。真藏未見。(依太素)期一歲死。見其真藏。乃予之期日。 真藏見。目不見人。立死。其見人者。至其所不勝之時則死。

真肝脈至。中外急。如循刀刃。責責然。如按琴瑟弦。 真心脈至。堅而

搏。如循薏苡子累累然。真肺脈至。大而虛。如以毛羽中人膚。真腎

脈至。搏而絶。如指彈石辟辟然。真脾脈至。弱而乍數乍疏。諸真

藏脈見者。皆死不治也。故病甚者。胃氣不能與之俱至於手

太陰。故真藏之氣獨見。獨見者病勝藏也。故曰死。素玉機真藏論

真藏脈見者勝死。素三部九候論

太陰藏搏者。用心省真。素經脈別論

死脉

人迎與寸口俱盛。四倍已上為關格。關格之脉羸。不能極於天地之精氣則死矣。素六節藏象論

人一呼脉四動以上曰死。脉絶不至曰死。乍踈乍數曰死。但弦無胃曰死。但鈎無胃曰死。但代無胃曰死。但毛無胃曰死。但石無胃曰死。肝見庚辛死。心見壬癸死。脾見甲乙死。肺見丙丁死。腎見戊己死。是謂真藏見皆死。脉無胃氣亦死。死心脉來前曲後居。如操帶鈎。曰心死。死肺脉來。如物之浮。如風吹毛。曰肺死。死肝脉來。急益勁。如新張弓弦。曰肝死。死脾脉來。鋭堅如烏之喙。如鳥之距。如屋之漏。如水之流。曰脾死。死腎脉來。發如奪索。辟辟如彈石。曰腎死。素平人氣象論

三部九候皆相失者死。上下左右之脈。相應如參舂者病甚。上下左右相失不可數者。死。中部之候雖獨調。與衆藏相失者死。中部之候相減者死。真藏脈見者勝死。脈不往來者死。素三部九候篇

關格

故人迎一盛病在少陽。二盛病在太陽。三盛病在陽明。四盛已上為格陽。寸口一盛病在厥陰。二盛病在少陰。三盛病在太陰。四盛以上為關陰。人迎與寸口俱盛。四倍已上為關格。

關格之脈羸。不能極於天地之精氣則死矣。素六節藏象論

反四時者。有餘為精。不足為消。應太過。不足為精。應不足。有餘為消。陰陽不相應。病名曰關格。素脈要精微論

頭痛

是以頭痛巔疾。下虛上實。過在足少陰巨陽。甚則入腎。

心煩頭痛。病在鬲中。過在手巨陽少陰。　名曰肝痺得之寒濕。與疝同法。腰痛足清頭痛。素五藏生成篇

推而下之。上而不下。頭項痛也。（依中七行）　素脈要精微論

寸口之脈中手短者曰頭痛。素平人氣象論

氣逆則頭痛。（肝氣逆）　素藏氣法時論

頭痛耳鳴。九竅不利。腸胃之所生也。素通評虛實論

傷寒一日巨陽受之。故頭項痛。　七日巨陽病衰。頭痛少愈。

巨陽與少陰俱病。則頭痛口乾而煩滿。素熱論

其逆則頭痛員員。脈引衝頭也。（肝熱）　頭痛。（心熱）　頭痛不堪。（肺熱）

以

68

事判注篇

頭痛如破

冒

下厥上冒。過在足太陰陽明。素·五藏生成篇

忽忽眩冒而巔疾。春脈太過 素·玉機真藏論

熱病先眩冒而熱。胸脅滿。刺足少陰少陽。素·刺熱篇

息賁

二陽之病發心脾。有不得隱曲。女子不月。其傳為風消。其傳為息賁者。死不治。素陰陽別論

噫

二陽一陰發病○主驚駭○背痛○善噫○　素陰陽別論

善噫、善嘔○太陰終　素診要經終論

若有七診之病○其脈候亦敗者死矣○必發噦噫○　素三部九候論

心為噫○　素宣明五氣篇

喉痺

一陰一陽結謂之喉痺。素陰陽別論

上氣

欬嗽上氣。厥在胷中。過在手陽明太陰。素五藏生成篇

冬、刺夏分。病不愈。氣上發為諸痹。素診要經終論

上氣見血。秋脈不及 病入舍於肺。名曰肺痹。發欬上氣。素玉機真藏論

少氣

一陽發病，少氣。素陰陽別論

脾脈搏堅而長，其色黄，當病少氣。

令人不嗜食，又且少氣。令人少氣，時欲怒。素診要經終論

脾脈搏堅而長，其色黄，當病少氣。素脈要精微論

人一呼脈一動，一吸脈一動，曰少氣。素平人氣象論

呼吸少氣而欬，秋脈不及。脊脈痛而少氣不欲言。冬脈太過　氣少。五常之一

素玉機真藏論

形盛脈細，少氣不足以息者危。素三部九候論

虛則少氣不能報息，耳聾。素藏氣法時論

陰虛者陽必湊之，故少氣時熱而汗出也。素評熱病論

廿　　70

積氣

有積氣在中。時害於食。名曰心痹。肺有積氣在胸中。喘而虛。名曰肺痹。寒熱。有積氣在心下。支胠。名曰肝痹。有積氣在腹中。有厥氣。名曰厥疝。有積氣在小腹與陰。名曰腎痹。素五藏生成篇

盛喘數絕者。則病在中。結而橫。有積矣。素平人氣象論

31　25

消

二陽之病發心脾。有不得隱曲。女子不月。其傳為風消。二陽結謂之消。二陽結手足陽明　素陰陽別論

脈孤為消氣。太素無氣字　素玉版論要篇

其耎而散者。心脈當消環自已。甲乙環作渴癉成為消中。素脈要精微論

消癉虛實何如。岐伯曰。脈實大病久可治。脈懸小堅病久不可治。

凡治消癉、仆擊、偏枯、痿厥、氣滿發逆。肥貴人則高梁之疾也。素通評虛實論

76

21

熱中

魚者使人熱中。素異法方宜論

麤大者陰不足。陽有餘。為熱中也。素脈要精微論

緩而滑曰熱中。脈尺麤緩常熱者。謂之熱中。素平人氣象論

熱中及熱病者。以日中死。素三部九候論

三川

77

四逆

魄汗未藏。四逆而起。素陰陽別論

食

水穀入胃○則胃實而腸虛○食下○則腸實而胃虛○素五藏别論

皆安其處○美其食○其民華食而脂肥○其民樂野處而乳食○

其民食雜而不勞○素異法方宜論

飲食未進○經脈未盛○絡脈調勻○素脈要精微論

已食如飢者胃疸○素平人氣象論

病名曰肝痺○一名曰厥○脅痛出食○素玉機真藏論

食氣入胃○散精於肝○淫氣於筋○食氣入胃○濁氣歸心○淫精於脈○調食和藥○素經脈别論

禁溫食熱衣○心病 禁溫食飽食○脾病 禁寒飲食寒衣○肺病 禁犯焠㶼熱食○腎病 飧泄食不化○脾虛 素藏氣法時論

病熱少愈。食肉則復。多食則遺。素熱論

不能食

有積氣在中。時害於食。名曰心痹。素五藏生成篇

令人不嗜食。又且少氣。素診要經終論

飲食不入。五虛之一 素玉機真藏論

或至不食數日。素陽明脈解篇

陽明與太陰俱病。則腹滿、身熱、不欲食。水漿不入。不知人。六日死。素熱論

狂言不能食。陰病 精勝則當能食。不能食者。精無俾也。煩而不

能食。風厥 薄脾則煩不能食。食不下者。胃脘隔也。素評熱病論

80

傷水

名曰腎痹，得之沐浴清水而臥。十章五藏生成十篇

11

81

膂痛

名曰肝痹〇得之寒濕〇與疝同法〇膂痛足清頭痛〇素五藏生成篇

熱爭則膂痛不可用俛仰〇脾熱　腎熱病者先膂痛〇素刺熱篇

痹

血凝於膚者為痹。有積氣在中。時害於食。名曰心痹。驚有積氣在胸中。喘而虛。名曰肺痹。寒熱。有積氣在心下支胠。名曰肝痹。有積氣在小腹與陰。名曰腎痹。

素五藏生成篇

其病攣痹。素異法方宜論

湯液十日以去。八風五痹之病。素移精變氣論

搏脈痹躄。寒熱之交。素玉版論要篇

氣上發為諸痹。素診要經終論

其耎而散者。胃脈當病食痹。按之至骨。脈氣少者。腰脊痛而身有痹也。素脈要精微論

脈濇曰痹。 素平人氣象論

或痹不仁腫痛。當是之時。可湯熨及火灸刺而去之。 病入舍於

肺。名曰肺痹。發欬上氣。弗治。肺即傳而行之肝。病名曰肝痹。一名

曰厥。脅痛出食。 素玉機真藏論

邪入於陰則痹。 素宣明五氣篇

人身非衣寒也。中非有寒氣也。寒從中生者何。岐伯曰是人多

痹氣也。 病名曰骨痹。是人當攣節也。 素逆調論

寒溼

名曰肝痹。得之寒溼。與疝同法。腰痛足清頭痛。素

五藏生成篇

疝

三陽為病發寒熱。下為癰腫。乃為痿厥腨痛。其傳為索澤。其傳為頹疝。　素陰陽別論

名曰肝痹。得之寒濕。與疝同法。　有厥氣名曰厥疝。　素五藏生成篇

病名曰心疝。少腹當有形也。　素脈要精微論

脈急者。曰疝瘕少腹痛。　素平人氣象論

脾傳之腎。病名曰疝瘕。少腹冤熱而痛。　素玉機真藏論

便血

結陰者便血一升。再結二升。三結三升。素陰陽別論

數動一代者。病在陽之脈也。洩及便膿血。素脈要精微論

腸澼便血何如。岐伯曰。身熱則死。寒則生。腸澼下膿血何如。岐伯曰。脈懸絕則死。滑大則生。素通評虛實論

腸澼

陰陽虛。腸澼死。素陰陽別論

腸澼便血何如。岐伯曰。身熱則死。寒則生。腸澼下白沫何如。岐伯曰。脈沈則生。脈浮則死。腸澼下膿血何如。岐伯曰。脈懸絕則死。滑大則生。腸澼之屬。身不熱。脈不懸絕何如。岐伯曰。滑大者曰生。懸濇者曰死。以藏期之。素通評虛實論

入五藏則䐜滿閉塞。下為飧泄。久為腸澼。素太陰陽明論

使内

名曰肺痺寒熱，得之醉而使内也。素玉藏生成篇

動作益衰。素玉機真藏論

妊

陰搏陽別謂之有子（素陰陽別論）

婦人手少陰脈動甚者妊子也（素平人氣象論）

崩

陰虛陽搏謂之崩 素陰陽別論

診病

診病之始。五決為紀。 素五藏生成篇

診法常以平旦。陰氣未動。陽氣未散。飲食未進。經脈未盛。絡脈調勻。氣血未亂。故乃可診有過之脈。 素脈要精微論

七診雖見。九候皆從者不死。所言不死者。風氣之病。及經月之病。似七診之病而非也。故言不死。七診謂獨小者病。獨大者病。獨疾者病。獨遲者病。獨熱者病。獨寒者病。獨陷下者病。 素三部九候論

診病之道。觀人勇怯。骨肉皮膚。能知其情。以為診法也。 素經脈別論

五曰知府藏血氣之診。 素寶命全形論

地以候地。天以候天。人以候人。調之中府。以定三部。 素離合真邪論

91

治

凡治病必察其下。適其脈。觀其志意。與其病也。素五藏別論

一病而治各不同。其治宜砭石。其治宜毒藥。其治宜灸焫。

其治宜微鍼。其治宜導引按蹻。故聖人雜合以治。各得其

所宜。素異法方宜論

古之治病。惟其移精變氣。可祝由而已。今世治病。毒藥治其

內。鍼石治其外。或愈或不愈。何也。病形已成。乃欲微鍼治其外。

湯液治其內。素移精變氣論

平治於權衡。素湯液醪醴論

治在權衡相奪。素玉版論要篇

四時之病。以其勝治之愈也。素脈要精微論

風熱而脈静。泄而脫血脈實。病在中脈虚。病在外脈濇堅者皆難治。

素平人氣象論

凡治病。察其形氣色澤。脈之盛衰。病之新故。乃治之。无後其時。形氣相得。謂之可治。色澤以浮。謂之易已。脈從四時。謂之可治。脈弱以滑是有胃氣。命曰易治。取之以時。形氣相失。謂之難治。色夭不澤。謂之難已。脈實以堅。謂之益甚。脈逆四時為不可治。 病熱脈静。泄而脈大。脫血而脈實。病在中脈實堅。病在外脈不實堅者。皆難治。素玉機真藏論

經病者治其經。孫絡病者治其孫絡血。血病身有痛者。治其經絡。

素三部九候論

合人形以法四時五行而治。 肝主春。足厥陰少陽主治。 心主夏。手少

陰太陽主治。脾主長夏。足太陰陽明主治。肺主秋。手太陰陽明

主治。腎主冬。足少陰太陽主治。素藏氣法時論

月郭空無治。月郭空而治。是謂亂經。素八正神明論

經絡皆實。是寸脈急而尺緩也。皆當治之。治主病者。春亟

治經絡。夏亟治經俞。秋亟治六府。治在經俞。素通評虛實論

治之各通其藏脈。病日衰已矣。素熱論

病雖未發。見赤色者刺之。名曰治未病。諸治熱病。以飲之寒水

乃刺之。素刺熱篇

剛柔

審其陰陽。以别柔剛。素陰陽應象大論

是故剛與剛。陽氣破散。陰氣乃消亡。淖則剛柔不和。經氣乃絶。素陰陽别論

勝負

求其至也。皆歸始春。未至而至。此謂太過。則薄所不勝。而乘所勝也。命曰氣淫。至而不至。此謂不及。則所勝妄行。而所生受病。所不勝薄之也。命曰氣迫。 素六节藏象論

行所不勝曰逆。逆則死。行所勝曰從。從則活。 素玉版論要篇

五藏受氣於其所生。傳之於其所勝。氣舍於其所生。死於其所不勝。 素玉機真藏論

夫邪氣之客於身也。以勝相加。至其所生而愈。至其所不勝而甚。至於所生而持。自得其位而起。 素藏氣法時論

餘在八動之變。五勝更立。 素寶命全形論

因不知合之四時五行。因加相勝。釋邪攻正。絕人長命。 素離合真邪論

諸汗者至其所勝日汗出也○素刺熱論

獨治者不能生長也○獨勝而止耳○素逆調論

欲知其始，先建其母。素五藏生成篇

邪

此皆衛氣之所留止。邪氣之所客也。得之外疾思慮而心急。故邪從之。素五藏生成篇

故邪不能傷其形體。其病生於內。素異法方宜論

邪不能深入也。故毒藥不治其內。鍼石不治其外。故可移精祝由而已。

依太素 賊風數至。虛邪朝夕。標本已得。邪氣乃服。素移精變氣論

標本不得。邪氣不服。素湯液醪醴論

春秋冬夏。邪氣著藏。素診要經終論

故邪氣勝者精氣衰也。素玉機真藏論

其病者上奇邪。奇邪之脈則繆刺之。素三部九候論

夫邪氣之客於身也。以勝相加。毒藥攻邪。素藏氣法時論

八正者，所以候八風之虛邪以時至者也。四時者，所以分春秋冬夏之氣所
在，以時調之也。八正之虛邪而避之勿犯也。虛邪者，八正之虛邪氣也。
正邪者，身形若用力汗出，腠理開，逢虛風，其中人也微。素八正神明論
夫邪之入於脈也，寒則血凝泣，暑則氣淖澤，虛邪因而入客。夫邪
去絡入於經也，舍於血脈之中。候邪不審，大氣已過，瀉之則真氣脫，
脫則不復，邪氣復至而病益蓄。四邪新客，溶溶未有定處也。真
邪以合，波隴不起。以邪為真。真氣已失，邪獨內著。釋邪攻正。素
離合真邪論
邪氣盛則實。素通評虛實論
故犯賊風虛邪者，陽受之。素太陰陽明論
今邪氣交爭於骨肉而得汗者，是邪卻而精勝也。精勝

則當能食而不復熱。復熱者邪氣也。汗者精氣也。今汗出而輒

復熱者。是邪勝也。巨陽主氣。故先受邪。邪之所湊。其氣必虛

靈。素評熱病論

陰邪內著。邪氣客於風府。

寒氣生濁○
濁氣在上○則生䐜脹○
素陰陽應象大論
寒氣生濁○ 濁氣在上○
則生䐜脹○ 濁陰出地○
濁陰出下竅○ 濁陰走五
藏○濁陰歸六府○濁陰
歸地○ 陰陽應象大論

濁

四掌五藏濁氣○若曰傳化之府○ 素五藏別論

谷氣入胃○濁氣歸心○ 素經脈別論

89

氣味

是以五藏六府之氣味。皆出於胃。變見於氣口。素五藏別論

氣味合而服之。以補精益氣。素藏氣法時論

鱼

鱼鹽之地。海濱傍水。其民食魚而嗜鹹。魚者使人熱中。素

異法方宜論

春日浮如魚之遊在波。素脈要精微論

101

鹽

魚鹽之地。海濱傍水。其民食魚而嗜鹹。鹽者勝血。素異法方宜論

白欲如鵝羽。不欲如鹽。素脈要精微論

夫鹽之味鹹者。其氣令器津泄。素寶命全形論

醫經類纂初稿目

天	霧露		石	泳
時	朝夕	寒暑	五穀	草
腐	内外	前後	終始	順逆
動靜	標本	間甚	補寫	屈伸
營衛	言語	行走	立	夢
飽	飢	渴	衣	身
精明	喉	髀	膝	脛骱
絡	脂	陰器	小便	三陰脈
寸脈	關脈	尺脈	脈躁	脈搏
脈靜	脈實	數脈	細脈	耎脈
沈脈	濇脈	滑脈	急脈	動脈

短脈　散脈　代脈　脈弦絶　盂

解墮　不仁　巔疾　眩　譫妄

忘　嘔　唾血　積　除積

痺　瘙　振掉　癰疽　反張

寧手　躄　仆　墜　傷

臏　蟲蝕　菓劑　毒藥　汗劑

通劑　湯液　酒　刺　灸

祝由　導引

天

請言其與天運轉大也。素脈要精微論

是故天溫日明。則人血淖液而衛氣浮。故血易寫。氣易行。天寒日陰。則人血凝泣而衛氣沉。　故曰天忌不可不知也。素八正神明論

霧露

雲霧不精，則上應白露不下。四氣調神大論

其地下，水土弱，霧露之所聚也。異法方宜論

水土

其民陵居而多風○水土剛強○西方

水土弱○南方

素異法方宜論

石

西方者金玉之域。沙石之處。素異法方宜論

冰

風寒冰冽。素異法方宜論

九月十月。陰氣始冰。地氣始閉。十一月十二月。冰復。地氣合。

素脈要精微論

天寒地凍。則經水凝泣。素離合真邪論

時

伐取得時。故脈至堅也。素陽明脈解論

故五藏各以其時自為而至於手太陰也。脈弱以滑。是有胃氣。命曰易治。取之以時。素玉機真藏論

是以因天時而調血氣也。素八正神明論

舉手可。曰今且得汗。待時而已。太陽少陰而見 素評熱論篇

其書作有時者何也。靈

1

朝夕

賊風數至。虛邪朝夕。素問移精變氣論

寒暑

寒暑傷形 素陰陽應象大論

逆寒暑之宜 素移精變氣論

五穀

为五穀湯液及醪醴奈何○岐伯對曰○必以稻米○炊之稻薪○稻米者完○稻薪者堅○素湯液醪醴論

五穀为養○　粳米○甘靈五音五味篇作粳　小豆○酸靈五味篇五音五味篇作麻　麥○苦　大豆○鹹　黄黍○辛　五穀為養○素藏氣法時論

草

十日不已○治以草蘇草荄之枝○本末為助○謹移精變氣

腐

其民嗜酸而食胕。秦異法方宜論

1　112

内外

知外者陽，内者陰。素金匱真言論

陰在内，陽之守也；陽在外，陰之使也。素陰陽應象大論

故邪不能傷其形體，其病生於内。素異法方宜論

毒藥治其内，鍼石治其外。憂患緣其内，苦形傷其外。病形已成，乃欲微鍼治其外，湯液治其内。素移精變氣論

孤精於内，氣耗於外。是氣拒於内，而形施於外。素湯液醪醴論

故曰：知内者按而紀之，知外者終而始之。尺外以候腎，尺裏以候腹。中附上，左外以候肝，内以候鬲；右外以候胃，内以候脾。上附上，右外以候肺，内以候胸中；左外以候心，内以候膻中。推而外之，内

13

而不外。有心腹積也。推而内之。外而不内。身有熱也。脈 素脈要精微論

寸口脈沉而堅者。曰病在中。寸口脈浮而盛者。曰病在外。脈盛滑堅者。曰病在外。脈小實而堅者。病在内。 病在中脈虚。病在外脈濇堅者。皆難治。 素平人氣象論

病在中脈實堅。病在外脈不實堅者。皆難治。 素玉機真藏論

外内相得。無以形先。 素寶命全形論

外者内亂。淫邪乃起。 素八正神明論

或從内或從外所從不同。故病異名也。 陽者天氣也。主外。陰者地氣也。主内。 素太陰陽明論

寒去則内外皆熱。瘧 陽盛則外熱。陰虚則内熱。 此氣得陽而外出得陰而内薄。内外相薄。是以日作。

前後

前以候前後以候後○　素脉要精微論

泄利前後○（五虚之一）　前後不通○（五實之一）　素玉機真藏論

終始

八風四時之勝。終而復始。素玉版論要篇

知外者終而始之。素脉要精微論

天地之至數。始於一。終於九焉。素三部九候論

順逆

治不本四時。不知日月。不審逆從。逆從倒行。標本不得。素移精變氣論

色見上下左右。各在其要。上為逆。下為從。女子右為逆。左為從。男子左為逆。右為從。孤為逆。虛為從。脈

行所不勝曰逆。逆則死。行所勝曰從。從則活。逆行一過。不復可數。素玉版論要篇

刺逆五藏者。知逆從也。素診要經終論

脈有逆從。素平人氣象論

四時之序。逆從之變異也。素玉機真藏論

視其經絡浮沉。以上下逆從循之。素三部九候論

以從為逆。榮衛散亂。素離合真邪論

絡氣不足。經氣有餘者。脈口熱而尺寒也。秋冬為逆。春夏為從。治作

16

18

謂從則生。逆則死。岐伯曰。所謂從者手足溫也。所謂逆者手足寒也。

素通評虛實論

陰陽異位。更虛更實。更逆更從。素太陰陽明論

視其虛實。調其逆從。可使必已矣素瘧論

動靜

切脉動靜。　素脉要精微論

人之居處動靜勇怯。脉亦為之變乎。岐伯對曰。凡人之驚恐恚

恚勞動靜。皆為變也。　素經脉別論

夜半靜。肝病　平旦靜。心病　下晡靜。脾胃病　夜半靜。肺病　素藏氣法時論

陽入之陰則靜。　素宣明五氣篇

12　17

標本

標本已得。邪氣乃服。逆從倒行。標本不得。素移精變氣論

病為本。工為標。標本不得。邪氣不服。素湯液醪醴論

間甚

甚者傳氣。間者環已。已字依太素改 甚者直下。間者散下。素診要經終論

脈實以堅。謂之益甚。素玉機真藏論

五行者金木水火土也。更貴更賤。以知死生。以決成敗。而定五藏之氣。間甚之時。死生之期也。必先定五藏之脈。乃可言間甚之時。死生之期也。素藏氣法時論

補寫

補寫勿失。與天地如一。素脈要精微論

以調其氣之虚實。實則寫之。虚則補之。素三部九候論

陽明藏獨至。是陽氣重并也。當寫陽補陰。五脈氣少。胃氣不平。三陰也。宜治其下俞。補陽寫陰。陽并於上。四脈爭張。氣歸於腎。宜治其經絡。寫陽補陰。素經脈別論

用辛補之。酸寫之。肝　用鹹補之。甘寫之。心　用苦寫之。甘補之。脾　用酸補之。辛寫之。肺　用苦補之。鹹寫之。腎　素藏氣法時論

凡治病必先去其血。乃去其所苦。伺之所欲。然後寫有餘。補不足。素血氣形志篇

月生無寫。月滿無補。故曰月生而寫。是謂藏新校正當作減虛。月滿而補。血氣揚溢。絡有留血。命曰重實。寫必用方。補必用員。

素八正神明論

有餘不足。補寫於榮輸。 無逢其衝而寫之。 候邪不審。大氣已過。寫之則真氣脫。 邪之新客來也。未有定處。推之則前。引之則止。逢而寫之。其病立已。 素離合真邪論

屈伸

屈伸不能。行則僂附。筋將憊矣。素脉要精微論

足太陽氣絶者。其足不可屈伸。素三部九候論

營衛

今精坏神去，榮衛不可復收。精氣弛坏，營泣衛除。故神去之而病不愈也。素湯液醪醴論

藏真高於肺，以行營衛陰陽也。素平人氣象論

觀其冥冥者，言形氣榮衛之不形於外，而工獨知之。刺必中其榮。故養神者，必知形之肥瘦，榮衛血氣之盛衰。素八正神明論

此皆榮衛之（太素有氣字）傾移。虛實之所生，非邪氣從外入於經也。以從為逆，榮衛散亂。素離合真邪論

三陰三陽五藏六府皆受病，榮衛不行，五藏不通，則死矣。五藏已傷，六府不通，榮衛不行，如是之後，三日乃死何也。素熱論

榮氣虛，衛氣實也。榮氣虛則不仁，衛氣虛則不用，榮

衛俱虛。則不仁且不用。素逆調論

言語

又且欲言語。令人心中欲無言。素診要經終論

聲如從室中言。是中氣之溼也。言而微，終日乃復言者，此奪氣也。　言語善惡，不避親疏者，此神明之亂也。　心脈搏堅而長，當病舌卷不能言。素脈要精微論

脊脈痛而少氣不欲言。冬脈太過　素玉機真藏論

肝爲語。素宣明五氣篇

所謂氣虛者，言無常也。素通評虛實論

陽盛則使人妄言罵詈。素陽明脈解篇

熱爭則狂言及驚。肝熱　不欲言。腎熱　素刺熱篇

狂言不能食。陰病　狂言者是失志。　有病腎風者，面胕痝然

112　　23

瘂。害於言。素評熱病論

行 附走

行則僂附，筋將憊矣。行則振掉，骨將憊矣。素脈要精微論

是以夜行則喘出於腎，持重遠行汗出於腎，疾走恐懼汗出於肝。素經脈別論

行善瘛。脾病 素藏氣法時論

久行傷筋。素宣明五氣篇

足痿者，行步恇然。素通評虛實論

病甚則棄衣而走。素陽明脈解論

身重難以行。腎風 身重難以行者，胃脈在足也。素評熱病論

有得臥行而喘者，有不得臥不能行而喘者。素逆調論

24

立

不能久立。行則振掉。骨將憊矣。素脈要精微論

久立傷骨。素宣明五氣篇

25

12

夢

令人善嗜臥。又且善夢。素診要經終論

是知陰盛則夢涉大水恐懼。陽盛則夢大火燔灼。陰陽俱盛則夢相殺毀傷。上盛則夢飛。下盛則夢墮。甚飽則夢予。甚飢則夢取。肝氣盛則夢怒。肺氣盛則夢哭。短蟲多則夢聚衆。長蟲多則夢相擊毀傷。素脈要精微論

26

116

飽

甚飽則夢予。素脈要精微論

故飲食飽甚。汗出於胃。素經脈別論

禁溫食飽食。脾病 素藏氣法時論

饑

甚饑則夢取。素脉要精微論

已食如饑者胃疸。素平人氣象論

其不及則令人心悲其病饑。冬脉不及　素玉機真藏論

旧　28

渴

冬刺秋分○病不已○令人善渴○　素診要經終論

溢飲者渴暴多飲而易入肌皮腸胃之外也○　素脈要精微論

故口燥舌乾而渴○少陰病　十一日少陰病衰渴止不滿○舌乾已而嚏　甲乙無不滿字　素熱論

苦渴數飲身熱　素刺熱篇

口乾苦渴○腎熱　素評熱病論

渴欲冷飲○　外內皆熱○則喘而渴○

衣

其民不衣而褐薦。素異法方宜論

形不與其衣相保。溫衣繆刺其處，以復其形。素寶命全形論

衣被不斂。素脉要精微論

胃之大絡，名曰虛里，貫鬲絡肺，出於左乳下，其動應衣，脉宗氣也。

乳之下，其動應衣，宗氣泄也。素平人氣象論

禁溫食熱衣。病心　禁溫食飽食、濕地濡衣。病脾　禁寒飲食寒衣。

病肺　禁犯焠㶿熱食溫炙衣。病腎　素藏氣法時論

病甚則棄衣而走。熱盛於身，故棄衣欲走也。素陽明脉解篇

必寒衣之。治熱病　素刺熱篇

人身非衣寒也。厚衣不能溫。人之肉苛者，雖近衣絮，猶尚苛也。

30

以素逆調論

身

夫五藏者，身之強也。　素脈要精微論

太過則令人身熱而膚痛。　素玉機真藏論

脫肉身不去者死。　血病身有痛者，治其經絡。　素三部九候論

搖體勞苦，汗出於脾。　素經脈別論

脾病者身重。　身重。腎病　素藏氣法時論

二曰知養身。　素寶命全形論

先知日之寒溫，月之虛盛，以候氣之浮沈，而調之於身。　以身為定

〃〃素八正神明論

熱盛於身，故棄衣欲走也。　素陽明脈解篇

熱病先身重骨痛，耳聾好瞑。刺足少陰。　素刺熱篇

31

身重難以行〇胃風　身重難以行者〇胃脈在足也〇素評熱病論

陽氣少陰氣多〇故身寒如從水中出〇人身與志不相有曰死〇

素逆調論

精明

切脈動靜而視精明。夫精明五色者。氣之華也。夫精明者。所以視萬物。別白黑。審短長。以長為短。以白為黑。如是則精衰矣。

素脈要精微論

喉

上竟上者○胸喉中事也○素脈要精微論

故喉主天氣○咽主地氣○素太陰陽明論

33

髀

胃脈搏堅而長。其色赤。當病折髀。素脈要精微論

尻陰股膝髀腨胻足皆痛。腎病 素藏氣法時論

膝

膝者筋之府。屈伸不能。行則僂附。筋將憊矣。　下竟下者。少

腹腰股膝脛足中事也。　素脈要精微論

尻陰股膝髀腨胻足皆痛。腓痛　素藏氣法時論

脛
胻　說脛胻之胻脛證之

色不澤者。當病足胻腫若水狀也。　下言之下者。少腹膂股膝脛

足中事也。素脈要精微論

寸口脈中手長者。曰足脛痛。　足脛腫曰水。素平人氣象論

尻陰股膝髀腨胻足皆痛。胻痛　腎病者腹大脛腫。素藏氣法時論

胻痠。甚背　胻寒且痠。甚胻　素刺熱篇

絡

夏刺絡俞。素診要經終論

絡脈調匀。素脈要精微論

胃之大絡名曰虛里。貫鬲絡肺出於左乳下。素平人氣象論

其脈代而鉤者。病在絡脈。孫絡病者治其孫絡血。太素無下血字　素大

結絡脈。刺出其血。以見通之。太素無之見字　素三部九候論

月滿而補。血氣揚溢絡有留血。素八正神明論

夫起居如故而息有音者。此肺之絡脈逆也。絡脈不得隨經上下。

故留經而不行。絡脈之病人也微。故起居如故而息有音也。素逆調論

脂

其民華食而脂肥。素異法方宜論

太陽氣衰。腎脂枯不長。素逆調論

38

陰器

甚則舌卷卵上縮而終矣○素診要經終論

厥陰脈循陰器而絡於肝○故煩滿而囊縮○素熱論

小便

善溺。厥陰　素診要經終論

水泉不止者。是膀胱不藏也。素脈要精微論

溺黃赤安臥者黃疸。素平人氣象論

小便變。先脈不及脈終作小便黃赤　少腹冤熱而痛。出白。素玉機真藏論

脾氣散精。上歸於肺。通調水道。下輸膀胱。素經脈別論

膀胱不利為癃。不約為遺溺。素宣明五氣篇

肝熱病者小便先黃。素刺熱篇

小便黃。腎風　小便黃者。少腹中有熱也。素評熱病論

三陰脈

諸細而沈者皆在陰。則為骨痛。其有靜者在足。素問脈要精微論

寸脈

上附上。右外以候肺。內以候胸中。左外以候心。內以候膻中。素脈要精微論

經絡皆實。是寸脈急而尺緩也。素通評虛實論

面脈

中附上。左外以候肝。內以候鬲。右外以候胃。內以候脾。素脈要精微論

43

仁

尺脈

尺内兩傍○則季脅也○尺外以候腎○尺裏以候腹也○脈要精微論

尺熱曰病溫○尺不熱○脈滑曰病風○尺脈緩濇○謂之解㑊○尺濇脈滑謂之多汗○尺寒脈細謂之後泄○脈尺麤常熱者謂之熱中○

尺濇尺寒尺熱俱指尺膚

素平人氣象論

經絡皆實○是寸脈急而尺緩也○脈氣上虛尺虛○是謂重虛○

尺虛者行步恇然○其形盡滿者○脈急大堅○尺濇而不應也○素通評虛實論

脈躁

諸浮不躁者皆在陽○則為熱○其有躁者在手○素脈要精微論

人一呼脈三動一吸脈三動而躁○素平人氣象論

盛躁喘數者為陽○素三部九候論

有病溫者○汗出輒復熱而脈躁疾○不為汗衰○汗出而脈尚躁盛者死○素評熱病論

脈搏

心脈搏堅而長，當病舌卷不能言。肺脈搏堅而長，當病唾血。肝脈搏堅而長，色不青，當病墜若搏。胃脈搏堅而長，其色赤，當病折髀。脾脈搏堅而長，其色黃，當病少氣。腎脈搏堅而長，其色黃而赤者，當病折腰。素脈要精微論

故其氣來沈以搏，故曰營。腎脈 真心脈至堅而搏。真腎脈至搏而絕。素玉機真藏論

太陰藏搏者，用心省真。太陰藏搏，言伏鼓也。二陰搏至，腎沈不浮也。素經脈別論

脈搏大滑，久自已。癲疾 素通評虛實論

脉静

其有静者在足(病生足陰脉之中)　素脉要精微論

风热而脉静。逆　素平人氣象論

病热脉静難治　素玉機真藏論

47

脈實

胃脈實則脹。 來疾去徐。上實下虛。為厥巔疾。來徐去疾。上虛下實。為惡風也。素脈要精微論

脈小實而堅者。病在內。 泄而脫血脈實。難治。 病肝脈來盈實而滑。 病脾脈來實而盈數。 素平人氣象論

其氣來實而強。此謂太過。病在外。(脈者) 脈實以堅。謂之益甚。 脫血而脈實。難治。 病在中脈實堅。病在外脈不實堅者。皆難治。素玉機真藏論

寒氣暴上。脈滿而實何如。岐伯曰。實而滑則生。實而逆則死。(素通評虛實論)

脈實滿。手足寒。頭熱。何如。岐伯曰。春秋則生。冬夏則死。 喘鳴肩息者。脈實大也。緩則生。急則死。 實則死。(癲疾) 脈實大。病久可治。(消癉)

素問通評虛實論

數脈

數則煩心○　有脈俱沈細數者○少陰厥也○沈細數散者○寒熱也○　數動一代者○病在陽之脈也○　素脈要精微論

乍疏乍數曰死○　少陽脈至○乍數乍疏○乍短乍長○　病脾脈來實而盈數○　素平人氣象論

其去如數者○此謂不及○脈要　真脾脈至○弱而乍數乍疏○　素玉機真藏論

中部乍疏乍數者死○　盛躁喘數者為陽○　其脈乍疏乍數乍遲乍疾者○日乘四季死○辰戌丑未時　素三部九候論

細脈

細則氣少。有脈俱沈細數者。少陰厥也。沈細數散者。寒熱也。

諸細而沈者皆在陰。則為骨痛。素脈要精微論

尺寒脈細。謂之後泄。素平人氣象論

脈細。五虛之一 素玉機真藏論

形盛脈細。少氣不足以息者危。皆沈細懸絕者為陰。素三部九候論

耎脉

其耎而散者。當消環自已。心脉　其耎而散者。當病灌汗。肺脉

其耎而散色澤者。當病溢飲。肝脉　其耎而散者。當病食痹。胃脉

其耎而散色不澤者。當病足胻腫若水狀也。脾脉　其耎而散者。

當病少血。腎脉　素脈要精微論

長夏胃微耎弱曰平。　平脾脉來。耎弱招招。素平人氣象論

故其氣來耎弱輕虛而滑。端直以長。故曰弦。素玉機真藏論

沉脈

有脈俱沉細數者，少陰厥也。沉細數散者，寒熱也。諸細而沉者皆在陰，則爲骨痛。素脈要精微論

寸口脈沉而堅者，曰病在中。寸口脈沉而横，曰脅下有積，腹中有横積痛。寸口脈沉而喘，曰寒熱。素平人氣象論

故其氣來沉以搏，故曰營。脈於 其至皆懸絶沉濇者，命曰逆四時。於

春夏而脈沉濇。素玉機真藏論

皆沉細懸絶者爲陰。素三部九候論

二陰搏至，腎沉不浮也。素經脈別論

脈沉則生。腸澼下白沫 素通評虛實論

濇脈

濇則心痛。如〻濇者陽氣有餘也。素脈要精微論

脈濇曰痹。脈小弱以濇，謂之久病。尺脈緩濇，謂之解㑊。尺濇脈滑，謂之多汗。病在外，脈濇堅者，難治。素平人氣象論

其至皆懸絕沈濇者，命曰逆四時。於春夏而脈沈濇。素玉機真藏論

脈浮而濇。濇而身有熱者死。其形盡滿者，脈急大堅，尺濇而不應也。從濇者曰死。陰陽 素通評虛實論

82

滑脈

滑者陰氣有餘也。素脈要精微論

脈滑曰病風。脈盛滑堅者曰病在外。脈滑浮而疾者謂之新病。

脈滑曰風。緩而滑曰熱中。尺膚脈滑謂之多汗。病肝

脈來。盈實而滑。素平人氣象論

故其氣來更弱輕虛而滑。端直以長。故曰弦。脈弱以滑是有

胃氣。素玉機真藏論

少陽藏何象。曰象一陽也。一陽藏者滑而不實也。素經脈別論

實而滑則生。滑大則生。腸澼下膿血 滑大者曰生。腸澼 脈搏大滑久自已。

癲疾 素通評虛實論

急脉

診得心脉而急，此爲何病，病形何如，岐伯曰，病名心疝，少腹當有形也。素脉要精微論

脉急者，曰疝瘕少腹痛。素平人氣象論

來急去散。秋脉　真肝脉至，中外急。素玉機真藏論

經絡皆實，是寸脉急而尺緩也。其形尽滿者，脉急大堅，尺濇而不應也。喘鳴肩息者，脉實大也，緩則生，急則死。脉小堅急死不治。癲疾　素通評虛實論

動脈

數動一代者，病在陽之脈也。素脈要精微論

婦人手少陰脈動甚者，妊子也。素平人氣象論

短脈

脈短氣絶死。素玉版論要篇

短則氣病。素脈要精微論

寸口之脈中手短者。曰頭痛。少陽脈至。乍數乍疏。乍短乍長。陽

明脈至。浮大而短。素平人氣象論

81　57

散脈

其耎而散者，當消環自已。心脈　其耎而散者，當病灌汗。肺脈　大

耎而散色澤者，當病溢飲。肝脈　其耎而散者，當病食痹。胃脈

其耎而散色不澤者，當病足䯒腫，若水狀也。脾脈　其耎而散者，

當病少血。　沈細數散者，寒熱也。浮而散者為眴仆。素脈要精微論

來急去散。秋脈　素玉機真藏論

代脈

代則氣衰。　數動一代者，病在陽之脈也，泄及便膿血。素

脈要精微論

但代無胃曰死。　素平人氣象論

其脈代而鈎者，病在絡脈。　素三部九候論

脾脈代。耎而不弱也　素宣明五氣篇

脈弦絶

渾渾革至如涌泉。病進而色弊。緜緜其去如弦絶。死。素脈要精微論

其至皆懸絶沈濇者。命曰逆四時。素玉機真藏論

皆沈細懸絶者為陰。素三部九候論

絡絶者其音嘶敗。素寶命全形論

腸澼下膿血何如。岐伯曰。脈懸絶則死。素通評虚實論

81 80

虛

病溫虛甚死。虛泄爲奪血。脈　素玉版論要篇

急虛身中卒至。五藏絕閉。脈道不通。氣不往來。譬於墮溺。不可爲期。五虛死。脈細。皮寒。氣少。泄利前後。飲食不入。此謂五虛。漿粥入胃。泄注止。則虛者活。素玉機真藏論

以調其氣之虛實。實則瀉之。虛則補之。上實下虛。切而從之。素三部九候論

天有寒暑。人有虛實。虛者實之。素寶命全形論

以身之虛而逢天之虛。兩虛相感。其氣至骨。虛邪者八正之虛邪氣也。素八正神明論

氣虛者肺虛也。脈氣上虛尺虛。是謂重虛。所謂氣虛者言無常也。尺虛者行步恇然。脈虛者不象陰也。素通評虛實論

虛不當補。邪之所湊。其氣必虛。陰虛者陽必湊之論○素評熱病

營氣虛則不仁。衛氣虛則不用。營衛俱虛則不仁且不用。素逆調論

解墮

今五藏皆衰。筋骨解墮。素上古天真論

尺脈緩濇。謂之解㑊。素平人氣象論

21

62

不仁

其上下經盛不仁○則終矣○素診要經終論

或痹不仁腫痛○當是之時○可湯熨及火灸刺而去之○素玉機真藏論

形數驚恐○經絡不通○病生於不仁○治之以按摩醪藥○素血氣形志篇

榮氣虛則不仁○衛氣虛則不用○榮衛俱虛則不仁且不用○素逆調論

61

巔疾

厥成為巔疾。上實下虛為厥巔疾。素脈要精微論

忽忽眩冒而巔疾。春脈太過 素玉機真藏論

搏陽則為巔疾。素宣明五氣篇

201

64

眩

浮而散者為眴仆。素脈要精微論

忽忽眩冒而巔疾。者脈太過 素玉機真藏論

热病先眩冒而热，胸脅滿。刺足少陰少陽。素刺热篇

21

65

譫妄

陽明終者，口目動作，善驚，妄言。素診要經終論

陽盛則使人妄言罵詈，不避親疏。素陽明脈解篇

陽明與太陰俱病，則腹滿身熱，不欲食，譫言。素熱論

66　　28

忘

令人惕然欲有所如。起而忘之。素診要經終論

太過則令人善忘。太過 春脈 素玉機真藏論

脾藏意。王注 記而不忘者也 素宣明五氣篇

嘔

善嘔○嘔則逆○逆則面赤○ 素[illegible]論

善嘔○心熱 欲嘔○脾熱 素刺熱篇

68

唾血

肺脉搏坚而长○当病唾血○素脉要精微论

上气见血○秋脉不及　素玉机真藏论

87

積

推而外之，內而不外，有心腹積也。素脈要精微論

臥喘數絕者，則病在中，結而橫，有積矣。　寸口脈沉而橫，曰脅下有積，腹中有橫積痛。素平人氣象論

陈積

去宛陈莝。素問湯液醪醴論

斗　71

瘅

説文瘅勞病也疸黄病也

瘅成爲消中。素脉要精微論

肝傳之脾。病名曰脾風。發瘅。素玉機真藏論

消瘅虚實何如。岐伯曰。脉實大病久可治。脉懸小堅病久不可治。

凡治消瘅、仆擊、偏枯、痿厥、氣滿發逆。肥貴人則高梁之疾也。

素通評虚實論

癘

脉風成為癘。素脈要精微論

振掉

行則振掉。骨將憊矣。素脈要精微論

瘛瘲

太陽之脈。其終也。戴眼反折瘛瘲。　素診要經終論

腎傳之心。病筋脈相引而急。病名曰瘛。　素玉機真藏論

行善瘛。脾病　素藏氣法時論

反張

太陽之脈。其終也戴眼。反折。瘈瘲。素診要經終論

攣

其病攣痹。素異法方宜論

春刺秋分，筋攣。素診要經終論

諸癰腫，筋攣，骨痛，此皆安生。岐伯曰：此寒氣之腫，八風之變也。素脈要精微論

病名曰骨痹，是人當攣節也。素逆調論

躄

搏脈痹躄。寒熱之交。素玉版論要篇

仆

浮而散者為眴仆。素脈要精微論

度水跌仆。喘出於腎與骨。素經脈別論

凡治消癉、仆擊、偏枯、痿厥、氣滿發逆。肥貴人則高梁之疾也。素通評虛實論

79

墮

下盛則夢墮。肝脈搏堅而長。色不青。當病墮若搏。素脈要精微論

五藏絕閉。脈道不通。氣不往來。譬於墮溺。素玉機真藏論

有所墮恐。喘出於肝。淫氣害脾。素經脈別論

傷

陰陽俱盛，則夢相殺毀傷。長蟲多，則夢相擊毀傷。靈

病墜若搏。肝與腎脈並至，其色蒼赤，當病毀傷，不見血，已見血，溼若中水也。素脈要精微論

膿

泄及便膿血。素脈要精微論

腸澼下膿血何如。岐伯曰。脈懸絶則死。滑大則生。素通評虛實論

欬出青黃涕。其狀如膿。素評熱病論

82

其理

矩[illegible]（其[illegible]）多别替聚衆。長其他多别替相擊數傷。　秋日下膚。

蟄蟲將去。冬日在骨。蟄蟲（周密）。素問脈要精微論

訓

83

藥劑

其見深者，必齊主治。二十一日已。素玉版論要篇

病名曰脾風，發癉，腹中熱，煩心出黃，當此之時，可按可藥可浴。病名曰疝瘕，少腹冤熱而痛，出白，一名曰蠱，當此之時，可按可藥。病筋脈相引而急，病名曰瘛，當此之時，可灸可藥。素玉機真藏論

調食和藥，治在下俞。素經脈別論

形苦志苦，病生於咽嗌，治之以百藥。形數驚恐，經絡不通，病生於不仁，治之以按摩醪藥。素血氣形志篇

冬則閉塞，閉塞者用藥而少鍼石也。素通評虛實論

84

毒藥

其治宜毒藥。故毒藥者亦從西方來。素異法方宜論

毒藥治其內。素移精變氣論

必齊毒藥攻其中。素湯液醪醴論

毒藥攻邪。素藏氣法時論

三日知毒藥為真。素寶命全形論

汗劑

開鬼門。素湯液醪醴論

皮膚閉而為熱。當是之時。可汗而發之。素玉機真藏論

三陽經絡皆受其病。而未入於藏者。故可汗而已。藏太素作府是 其未滿

三日者。可汗而已。素熱論

86

通劑

潔淨府　素問液醪醴論

湯液

湯液十日。以去八風五痺之病。　病形已成。乃欲微鍼治其外。湯液治其內。　素移精變氣論

爲五穀湯液及醪醴奈何。岐伯對曰。必以稻米炊之稻薪。　素湯液醪醴論

其色見淺者。湯液主治。十日已。　素玉版論要篇

飲之服湯。　太素作服方　素評熱病論

湯火不能熱。　素逆調論

酒

以酒為漿。上古天真論

為五穀湯液及醪醴奈何。歧伯對曰：必以稻米，炊之稻薪，稻米者完，稻薪者堅。素問湯液醪醴論

其見大深者，醪酒主治，百日已。素玉版論要篇

形數驚恐，經絡不通，病生於不仁，治之以按摩醪藥。素血氣形志篇

刺

經刺其氣以復其形。素四時刺逆從論

故春刺散俞及與分理。血出而止。夏刺絡俞。見血而止。秋刺皮膚循理。冬刺俞竅於分理。春夏秋冬。各有所刺。法其所在。〔頒人參所生〕

春刺夏分。脈亂氣微。入淫骨髓。病不能愈。令人不嗜食。又且少氣。春刺秋分。筋攣逆氣。環為咳嗽。病不愈。令人時驚。又且哭。春刺冬分。邪氣著藏。令人脹。病不愈。又且欲言語。夏刺春分。病不愈。令人解墮。夏刺秋分。病不愈。令人心中欲無言。惕々如人將捕之。夏刺冬分。病不愈。令人少氣。時欲怒。秋刺春分。病不已。令人惕然欲有所為。起而忘之。秋刺夏分。病不已。令人益嗜臥。又且善夢。秋刺冬分。病不已。令人洒々時寒。冬刺春分。病不已。令

人欲卧不能眠○眠而有見○冬刺夏分○病不愈○氣上發爲諸痺○冬
刺秋分○病不已○令人善渴○凡刺胸腹者○必避五藏○中心者環
死○中脾者五日死○中腎者七日死○中肺者五日死○中鬲者皆爲傷
中○其病雖愈○不過一歲必死○刺避五藏者○知逆從也○所謂從者鬲
與脾腎之處○不知者反之○刺胸腹者○必以布憿著之○乃從單
布上刺○刺之不愈復刺○刺鍼必肅○刺腫搖鍼○經刺勿搖○此
刺之道也○素診要經終論
或痺不仁腫痛○當是之時○可湯熨及火灸刺而去之○
病名曰肝痺○一名曰厥○脅痛出食○當是之時○可按若刺耳○
素玉機真藏論
奇邪之脈○則繆刺之○留瘦不移○節而刺之○ 索其結絡脈○刺

太陰陽明。出血如大豆，立已。腎熱 刺足少陰太陽。[illegible] 病雖未發，見赤色者刺之，名曰治未病。其刺之反者，三周而已。諸治熱病，以飲之寒水乃刺之。熱病先胸脅痛，手足躁，刺足少陽，補足太陰。太素作手太陰 病甚者為五十九刺。熱病始手臂痛者，刺手陽明太陰而汗出止。熱病始於頭首者，刺項太陽而汗出止。熱病始於足脛者，刺足陽明而汗出止。熱病先身重骨痛，耳聾好瞑，刺足少陰。病甚為五十九刺。熱病先眩冒而熱，胸脅滿，刺足少陰少陽。太素刺熱篇

素京不刺之。若不當刺，不當刺而刺，後五日其氣必至論 太素熱病

出其血，以見通之。素三部九候論

氣逆則頭痛耳聾不聰頰腫，取血者。病肝　取其經少陰太陽

舌下血者，其變病，刺郄中血者。病心　取其經太陰陽明少陰

血者。病脾　取其經太陰，足太陽之外厥陰內血者。病肺　取其經少陰

太陽血者。病腎　素藏氣法時論

形樂志苦，病生於脈，治之以灸刺。刺陽明出血氣，刺太陽出血惡

氣，刺少陽出氣惡血，刺太陰出氣惡血，刺少陰出氣惡血，刺

厥陰出血惡氣也。素血氣形志篇

刺實者須其虛，刺虛者須其實。素寶命全形論

凡刺之法，必候日月星辰四時八正之氣，氣定乃刺之。是以

天寒無刺，天溫無疑。故曰寫必用方，其氣而行焉。而一本補必作易

92

用實實者行也○行者移也○刺必中其榮○復以吸排鍼也○（素八正神明論）

必先捫而循之○切而散之○推而按之○彈而怒之○抓而下之○通而取

之○外引其門以閉其神○（補法）此邪新客溶溶未有定處也○推之則前○

引之則止○逆而刺之○溫血也○（溫血通）刺出其血○其病立已○（素離合真邪論）

絡滿經虛○灸陰刺陽○經滿絡虛○刺陰灸陽○癰不知所○按之

不應手○乍來乍已○刺手太陰傍三痏○與纓脈各二○掖癰大

熱○刺足少陽五○刺而熱不止○刺手心主三○刺手太陰經絡

者大骨之會各三○霍亂刺俞傍五○（少陰）足陽明及上傍三○刺癇

驚脈五○鍼手太陰各五○刺經太陽五○刺手少陰經絡傍者一○足陽

明一○上踝五寸刺三鍼○素通評虛實論

刺足厥陰少陽○（肝熱）刺手少陰太陽○（心熱）刺足太陰陽明○（脾熱）刺手

灸

其治宜灸焫。故灸焫者，亦從北方來。素異法方宜論

鑱石鍼艾治其外也。素湯液醪醴論

或痹不仁腫痛。當是之時，可湯熨及火灸刺而去之。

病筋脈相引而急。病名曰瘛。當此之時，可灸可藥。素玉機真藏論

形樂志苦。病生於脈，治之以灸刺。素血氣形志篇

絡滿經虛。灸陰刺陽。經滿絡虛。刺陰灸陽。素通評虛實論

逢風而以灸火者，是人當肉爍也。素逆調論

計

93

祝由

古之治病，惟其移精變氣，可祝由而已。邪不能深入也。故毒藥不治其內，鍼石不治其外，故可移精祝由而已。依太素

素移精變氣論

導引

其治宜導引按蹻。故導引按蹻亦從中央出也。素異法方宜論

形苦志樂。病生於筋。治之以熨引。素血氣形志篇

醫經類纂卷初索五

甲乙〡	丙丁〢	戊己〣	庚辛〤	壬癸〥
目眹〦	下晡〧	頭角〨	顔〩	頞十
缺盆〡〡	膺〡〢	乳〡〣	眇〡〤	臂〡〥
踝〡〦	尻〡〧髎	膜〡〨	膕〡〩	涙〢十
涎〢〡	唾〢〢	嚏〢〣	呑〢〤	吸〢〥
宗氣〢〦	色澤〢〧	經絡〢〨	大便〢〩	大小便〣十
泄氣〣〡	手脈〣〢	胃脈〣〣	洪脈〣〤	促脈〣〥
緊脈〣〦	小脈〣〧	微脈〣〨	弱脈〣〩	緩脈〤十
遲脈〤〡	脈盛〤〢	脈疾〤〣	脈喘〤〤	脈應藏〤〥
脈陷〤〦	脈伏〤〧	脈直〤〨	脈曲〤〩	脈和〥十
異脈〥〡	脈不至〥〢	脈來去〥〣	足脈〥〤	十二經動脈〥〥

五

蹻脈　卒病　奇邪　諸中　悶

結　橫積　瘕　疸　解㑊

脫血　肓　瘠　聾　耳鳴

蠱　浸淫瘡　勞　持重　坐

飲　溺　瘦　清　勇怯

五志　意　志　恚　懼

生尅　[illegible]　望　問　切

緩劑　泄劑　潤劑　燥劑　補劑

散　熨　五果　五菜　五畜

甲乙

脾見甲乙死○素平人氣象論

肝主春○足厥陰少陽主治○其日甲乙○　起於甲乙○肝病　壬癸不死○

持於甲乙○心病　庚辛不愈○加於甲乙○脾病　腎病者愈在甲乙○素藏氣法時論

甲乙大汗○肝熱　甲乙甚○戊己大汗○氣逆則甲乙死○脾熱　素刺熱篇

丙丁

肺之丙丁死。素平人氣象論

心主夏。手少陰太陽主治。其日丙丁。肝病者愈在丙丁。起於丙丁。心病

甲乙不死。持於丙丁。脾病　壬癸不愈。加於丙丁。肺病　素藏氣法時論

丙丁大汗。心熱　丙丁甚。庚辛大汗。氣逆。則丙丁死。素刺熱論篇

戊己

腎見戊己死。素平人氣象論

脾主長夏。足太陰陽明主治。其日戊己。心病者愈在戊己。起於

戊己。脾病丙丁不死。持於戊己。肺病甲乙不愈。甚於戊己。腎病素藏氣法時論

戊己大汗。脾熱戊己甚。壬癸大汗。氣逆則戊己死。腎熱素刺熱篇

庚辛

肝見庚辛死。素平人氣象論

肺主秋，手太陰陽明主治。其日庚辛。丙丁不愈，加於庚辛。肝病

脾病者愈在庚辛。起於庚辛。肺病　戊己不死，持於庚辛。腎病

素藏氣法時論

庚辛甚。甲乙大汗。氣逆則庚辛死。肝熱　庚辛大汗。肺熱　素刺熱論

壬癸

心之壬癸死○素平人氣象論

腎主冬○足少陰太陽主治○其日壬癸○庚辛不死○持於壬癸○肝病

戊己不愈○加於壬癸○心病　肺病者愈在壬癸○甚於壬癸○腎病　素藏氣法時論

壬癸甚○丙丁大汗○氣逆則壬癸死○心熱　壬癸大汗○腎熱　素刺熱篇

日昳 午後未ク

脾病者。日昳慧。素藏氣法時論

2

4

下晡

下晡甚○肝病　下晡靜○脾病　肺病者下晡慧○　下晡靜○腎病　素藏氣法時論

頭角

天以候頭角之氣也 上部之天 素三部九候論

額

上部天，兩額之動脈 素三部九候論

7

頰

上部地兩頰之動脈。素三部九候論

頰腫。肝氣逆 素藏氣法時論

頰痛。脾熱 肝熱病者左頰先赤。肺熱病者右頰先赤。少陽之脈。

色榮頰前。熱病也。頰下逆顴為大瘕。頰上者鬲上也。素刺熱篇

缺盆

肩髓内消 王注謂缺盆深也 素玉機真藏論

膺

膺背肩甲間痛。心病　素藏氣法時論

痛走胷膺背。肺热　素刺热篇

乳

胃之大絡名曰虛里。貫鬲絡肺出於左乳下。　乳之下其動應衣。宗氣泄也。素平人氣象論

眇　季脅之下俠脊兩傍空軟處也

眇中清〇冬脉不及　素玉機真藏論

12

臂部

臂多青脈曰脫血。素平人氣象論

兩臂內痛。病心　素藏氣法時論

故陰氣從足上行至頭。而下行循臂至指端。素太陰陽明論

熱病始手臂痛者。刺手陽明太陰而汗出止。素刺熱篇

16　13

踝

以左手足上去踝五寸按之。庶右手足當踝而彈之。素三部九候論

上踝五寸刺三鍼。刺癇驚 素通評虛實論

尻骶

尻陰股膝髀腨胻足皆痛 腎病 素藏氣法時論

榮在骶也 素刺熱篇

膜募

肝藏筋膜之氣也　素平人氣象論

取手太陽經絡者胃之募也　素通評虛實論

脾與胃以膜相連耳　素太陰陽明論

䐃謂肘膝後肉如塊者

脫肉破䐃。真藏見。十月之內死。（月當作日）　破䐃脫肉。目匡陷。（素玉機真藏論）

淚

肝為淚。素宣明五氣篇

涎

脾為涎　素宣明五氣篇

唾

上氣欬唾。（反脈不及）素玉機真藏論

腎為唾。素宣明五氣篇

唾出若涕。素評熱病論

嚏

腎為欠為嚏。素·宣明五氣篇

十一日少陰病衰，渴止不滿。舌乾已而嚏。素·熱論

吞

脾為吞○素宣明五氣篇

收

22

吸

人呼脉再動。一吸脉再動。呼吸定息。脉五動。閏以太息。人一呼脉一動。一吸脉一動。曰少氣。人一呼脉三動。一吸脉三動而躁。

素平人氣象論

呼吸少氣而欬。　素玉機真藏論

以息方吸而内鍼。乃復候其方吸而轉鍼。　刺必中其榮。復以吸排鍼也。　素八正神明論

吸則内鍼。無令氣忤。靜以久留。無令邪布。吸則轉鍼。以得氣爲故。瀉　候吸引鍼。氣不得出。各在其處。推闔其門。補法　素離合真邪論

宗氣

胃之大絡名曰虛里。貫鬲絡肺出於左乳下。其動應衣。脈宗氣也。盛喘數絕者則病在中。結而橫有積矣。絕不至曰死。乳之下其動應衣。宗氣泄也。素平人氣象論

色澤

色澤者當病溢飲。　色不澤者。當病足胻腫若水之狀（素脈要精微論）

色青白不澤。（真肝脈至）　色赤黑不澤。（真心脈至）　色白赤不澤。（真肺脈至）　色黑黃不澤。（真腎脈至）　色黃青不澤。（真脾脈至）

色澤以浮。謂之易已。　色夭不澤。謂之難已。（素玉機真藏論）

經絡

視其經絡浮沈，以上下逆從循之。血病身有痛者，治其經絡。

素三部九候論

陽并於上，四脈爭張，氣歸於腎，宜治其經絡。素經脈別論

形數驚恐，經絡不通，病生於不仁。素血氣形志論

月郭空，則肌肉減，經絡虛。素八正神明論

夫邪去絡入於經也，舍於血脈之中。素離合真邪論

經絡皆實，是寸脈急而尺緩也，皆當治之。絡氣不足，經氣有餘者，脈口熱而尺寒也。經虛絡滿者，尺熱滿，脈口寒濇也。

絡滿經虛，灸陰刺陽；經滿絡虛，刺陰灸陽。春亟治經絡。

取手太陽經絡者，胃之募也。刺手少陰經絡傍者一。刺癇

素通評虛實論

三陽經絡皆受其病，而未入於藏者，故可汗而已。藏，古本作府，是。　素熱論

大便

病名曰脾風。發癉。腹中熱。煩心出黄。　身汗得後利。則實

者活。素玉機真藏論

大小便

前後不通。之一 五實　泄利前後。之一 五虛　素玉機真藏論

偏塞閉不通。內氣暴薄也。　素通評虛實論

泄氣　高士宗世栻曰陰氣下泄也

下為氣泄　夏脈不及　素玉機眞藏論

29

平脈

春胃微弦曰平。夏胃微鉤曰平。長夏胃微耎弱曰平。秋胃微毛曰平。冬胃微石曰平。夫平心脈來。累累如連珠。如循琅玕。曰心平。平肺脈來。厭厭聶聶。如落榆莢。曰肺平。平肝脈來。耎弱招招。如揭長竿末梢。曰肝平。平脾脈來。和柔相離。如雞踐地。曰脾平。平腎脈來。喘喘累累如鉤。按之而堅。曰腎平。鉤太素作句注句平之　素平人氣象論

无問其病。以平為期。素三部九候論

胃脈

人無胃氣曰逆○逆者死○春胃微弦曰平○弦多胃少曰肝病○但弦
無胃曰死○胃而有毛曰秋病○毛甚曰今病○　夏胃微鉤曰平○鉤
多胃少曰心病○但鉤無胃曰死○胃而有石曰冬病○石甚曰今病○
長夏胃微耎弱曰平○弱多胃少曰脾病○但代無胃曰死○耎
弱有石曰冬病○弱甚曰今病○　秋胃微毛曰平○毛多胃少曰肺
病○但毛無胃曰死○毛而有弦曰春病○弦甚曰今病○　冬胃微石曰
平○石多胃少曰腎病○但石無胃曰死○石而有鉤曰夏病○鉤甚
曰今病○脈無胃氣亦死○所謂無胃氣者○但得真藏脈不得
胃氣也○所謂脈不得胃氣者○肝不弦○腎不石也○　夏以胃氣為
本　秋以胃氣為本○　春以胃氣為本○　長夏以胃氣為本○

31

冬以胃氣為本。素平人氣象論

藏氣者。不能自致於手太陰。必因於胃氣。乃至於手太陰也。

故病甚者。胃氣不能與之俱至於手太陰。故真藏之氣獨見。

脈弱以滑是有胃氣。素玉機真藏論

地以候地。天以候天。人以候人。調之中府以定三部。素離合真邪論

洪脈

太陽脈至，洪大以長。素平人氣象論

141

32

促脈

寸口脈中手促。上擊者。曰肩背痛。素平人氣象論

緊脈

盛而緊曰脹。素平人氣象論

34

小脈

脈小實而堅者。病在内。 脈小弱以濇。謂之久病。 素平人氣象論

猶小者病。 素三部九候論

大則邪至。小則平。 素離合真邪論

乳子而病熱。脈懸小者何如。岐伯曰。手足溫則生。寒則死也 素本有手字 脈小堅急。死不治。癲疾 脈懸小堅。病久不可治。消癉 素通評虛實論

微脈

其氣來不實而微。此謂不及。病在中。（春脈）　其氣來毛而微。此謂不及。（秋脈）　素玉機真藏論

弱脈

長夏胃微耎弱曰平。弱多胃少曰脾病。但代無胃曰死。代脈經作弱耎弱有石曰冬病。弱甚曰今病。弱甚脈經作石甚脈小弱以濇謂之久病。平肝脈來耎弱招招。素平人氣象論

故其氣來耎弱輕虛而滑。端直以長。故曰弦。真脾脈至弱而乍數乍疏。脈弱以滑是有胃氣。素玉機真藏論

38

緩脈

緩而滑曰熱中。　尺脈緩濇，謂之解㑊。　素平人氣象論

經絡皆實，是寸脈急而尺緩也。　喘鳴肩息者，脈實大也，緩則生，急則死。　素通評虛實論

遲脈

獨遲者病。其脈乍疏乍數。乍遲乍疾者。日乘四季死。辰戌丑未時

大脈遲者病。素三部九候論

脈盛　平人氣象論注盛謂數急而大鼓之

上盛則氣高下盛則氣脹　素脈要精微論

寸口脈浮而盛者曰病在外　脈盛滑堅者曰病在外　盛而緊曰脹　安臥脈盛謂之脫血　素平人氣象論

其氣來盛去亦盛此謂太過病在外　其氣來不盛去反盛　此謂不及病在中　夏脈鉤

脈盛　五實之一　素玉機真藏論

盛躁喘數者為陽　素三部九候論

汗出而脈尚躁盛者死　素評熱病論

刈　40

陰不勝其陽。則脉流薄疾。生氣通天論

脉疾

脉滑浮而疾者。謂之新病。頸脈動喘疾欬曰水。太素作腸胃喘欬 素平人氣象論

獨疾者病。其脈乍疏乍數乍遲乍疾者。日乘四季死。辰戌丑未時

其脈疾者不病。素三部九候論

有病溫者。汗出輒復熱而脈躁疾。不為汗衰。素評熱病論

脈喘

寸口脈沈而喘。曰寒熱。　病心脈來。喘喘連屬。素平人氣象論

盛躁喘數者為陽。素三部九候論

42

脈麤

脈尺麤常熱者，謂之熱中。素平人氣象論

脈陷

獨陷下者病。素三部九候論

脉伏

太陰藏搏。言伏鼓也。素經脉別論

12　145

脈直

故其氣來耎弱輕虛而滑。端直以長。故曰弦。素玉機眞藏論

脈曲

病心脈來○喘喘連屬○其中微曲○曰心病○死心脈來○前曲後居○

如操帶鉤○曰心死○素平人氣象論

47

双

脈和

平脾脈來。和柔相離。素平人氣象論

48

異脈

上下左右之脈。相應如參舂者病甚。上下左右相失不可數者死。

三部九候論

脈不至

脈绝不至曰死。素平人氣象論

五藏绝閉，脈道不通，氣不往來，譬於墮溺。素玉機真藏論

脈來去

來疾去徐。上實下虛。為厥巔疾。來徐去疾。上虛下實。為惡風也。素脈要精微論

故其氣來盛去衰。故曰鉤。其氣來盛去亦盛。此謂太過。其氣來不盛去反盛。此謂不及。以上夏脈　來急去散。秋脈　素玉機真藏論

脈不往來者死。素三部九候論

51

足脈　長沙傷寒論序譏以握手不及足為非

故下部之天以候肝。地之候腎。人以候脾胃之氣。脈動以左手足上去踝五寸按之。庶右手足當踝而彈之。其應過五寸以上蠕蠕然者不病。其應疾中手渾渾然者病。中手徐徐然者病。其應上不能至五寸。彈之不應者死。素三部九候論

動脈

上部天◯兩額之動脈◯足少陽脈氣所行　上部地◯兩頰之動脈◯足陽明脈氣所行　上部人◯耳前之動脈◯手少陽脈氣所行　中部天◯手太陰也◯在掌後寸口中　中部地◯手陽明也◯在手大指次指歧骨間　中部人◯手少陰也◯在掌後銳骨之端　下部天◯足厥陰也◯在毛際外羊矢下一寸半陷中臥而取之女子取太衝在足大指本節後二寸陷中是　下部地◯足少陰也◯在足內踝後跟骨上陷中　下部人◯足太陰也◯在魚腹上越筋間直五里下寬鞏足單衣沉取乃得之　素三部九候論

88　53

蹻脈

少陽藏獨至。是厥氣也。蹻前卒大。素經脈別論

51　54

卒病

急虛身中卒至，五藏絕閉，脈道不通，氣不往來，譬於墮溺，不可為期。素玉機真藏論

奇邪　邪不入於經脈注於大絡而生奇病也

其病者在奇邪。奇邪之脈。則繆刺之　素三部九候論

56

諸中

急虚身中卒至，五藏绝閉，脉道不通，氣不往來，譬於墮溺，不可為期。素玉機真藏論

問

問發　之一　五實　素　玉機真藏論

煩悶　熱心　素　刺熱篇

結

盛喘數絕者則病在中。結而橫有積矣。素平人氣象論

索其結絡脈。刺出其血。以見通之。素三部九候論

58

11

横積

盛喘數絶者○則病在中○結而横有積矣○　寸口脉沈而横○曰脇下有積○腹中有横積痛○　素平人氣象論

瘕

脈急者曰疝瘕少腹痛。素平人氣象論

脾傳之腎，病名曰疝瘕，少腹冤熱而痛。素玉機真藏論

疸 説文：癉，勞病也。疸，黄病也。

溺黄赤安臥者黄疸○已食如飢者胃疸○目黄者曰黄疸○素平人氣象論

黄疸暴痛○癲疾厥狂○久逆之所生也○素通評虛實論

解㑊

尺脈緩濇。謂之解㑊。素平人氣象論

太過則令人解㑊。冬脈 素玉機真藏論

13

脫血

臂多青脈曰脫血○　安卧脈盛謂之脫血○　泄而脫血脈實○難治

素平人氣象論

脫血而脈實○難治　素玉機真藏論

64

盲

目盲不可以視。生氣通天論

真藏見目不見人立死。其見人者至其所不勝之時則死。問

瞀。瞀目不明　五實之一　素玉機真藏論

虛則目䀮䀮無所見。肝虛　素藏氣法時論

65

13

瘖

搏陰則為瘖。邪　素宣明五氣篇

66

聾

耳無所聞。肝虛　耳聾不聰。肝氣逆　耳聾嗌乾。肺虛　素藏氣法時論

耳聾嗌腫。肺虛　暴厥而聾，偏塞閉不通，內氣暴薄也。素通評虛實論

其脈循胸脅絡於耳。故胸脅痛而耳聾。少陽　十一日少陽病衰

耳聾微聞。　少陽共厥陰俱病，則耳聾囊縮而厥。素熱論

熱病先身重骨痛，耳聾好瞑。刺足少陰。素刺熱篇

61

耳鳴

一陽獨嘯。少陽厥也。王注謂耳中鳴如嘯聲也陽并於上。四脈爭張。氣歸於腎。宜治其經絡。寫陽補陰。素經脈別論

頭痛耳鳴。九竅不利。腸胃之所生也。素通評虛實論

蠱

脾傳之腎。病名曰疝瘕。少腹冤熱而痛。出白。一名曰蠱。素

玉機真藏論

浸淫瘡

太過則令人身熱而膚痛○為浸淫○太過脈 素玉機真藏論

211 70

勞

勞汗當風。寒薄為皶。鬱乃痤。 素 生氣通天論

凡人之驚恐恚勞動靜。皆為變之。脈為之變 搖體勞苦汗出於脾。

素 經脈別論

勞風。法在肺下。其為病也。使人強上冥視。唾出若涕。惡風而振寒。

此為勞風之病。 素 評熱病論

71

持重

持重遠行○汗出於腎○素經脈別論

坐

久坐傷肉。素宣明五氣篇

173

飲

飲入於胃。游溢精氣。上輸於脾。素經脈別論

「禁寒飲衣。肺病」素藏氣法時論

苦渴數飲。腎熱　諸治熱病。以飲之寒水。乃刺之。素刺熱篇

表裏刺之。飲之服湯。素評熱病論

渴欲冷飲。外內皆熱。則喘而渴。故欲冷飲也。

溺

五藏绝閉。脉道不通。氣不往来。譬於墮溺。素玉機真藏論

75

瘦

春夏而脈瘦。素平人氣象論

必先度其形之肥瘦。形瘦脈大胸中多氣者死。留瘦不移。節而刺之。素三部九候論

故養神者必知形之肥瘦。素八正神明論

不從內外中風之病。故瘦留着也。素通評虛實論

76

清

清冷也

陰勝則身寒，汗出，身常清。(素陰陽應象大論)

眇中清。(冬脉不及)(素玉機真藏論)

大腹小腹痛，清厥。(腎虛)(素藏氣法時論)

勇怯

人之居處動靜勇怯。脈亦為之變乎　勇者氣行則已。怯者則着而為病也　素經脈別論

五志

人有五藏化五氣。以生喜怒悲憂恐。素陰陽應象大論

或其傳化有不以次。不以次入者。憂恐悲喜怒。令不得以其次。故令人有大病矣。素玉機真藏論

意　記而不忘者也

脾藏意○　素宣明五气篇

80

志專一而不移者

腎藏志。素宣明五氣篇

形樂志苦。病生於脈。形樂志樂。病生於肉。形苦志樂。病生於筋。形苦志苦。病生於咽嗌。素血氣形志篇

狂言者是失志。失志者死。素評熱病論

人身與志不相有曰死。素逆調論

恚 附惋

凡人之驚恐恚勞動靜，皆為變也。脈為之變 素問經脈別論

陽明厥則喘而惋，惋則惡人。素問陽明脈解篇

82

懼

疾走恐懼。汗出於脾。素經脉别論

31　83

生尅

五藏受氣於其所生。傳之於其所勝。氣舍於其所生。死於其所不勝。素玉機真藏論

望以色新故者稽也

觀人勇怯。骨肉皮膚。能知其情。以爲診法也。素經脈別論

21　85

向

必審問其所始病，與今之所方病　素三部九候論

86

切　離合真邪論王注：切謂指按之

切脈動靜。素脈要精微論　諸過者切之。

必審問其所始病，與今之所方病，而後各切循其脈。素三部九候論

緩劑

肝苦急。急食甘以緩之。脾欲緩。急食甘以緩之。藏氣法時論

泄劑

肺苦氣上逆。急食苦以泄之。素藏氣法時論

滿者泄之　素寶命全形論

其滿三日者可泄而已。素熱論

酒劑

腎苦燥急食辛以潤之 素藏氣法時論

燥劑

脾苦溼，急食苦以燥之。素藏氣法時論

91

補劑

精不足者。補之以味。素陰陽應象大論

氣味合而服之。以補精益氣。素藏氣法時論

92

33

散

肝欲散。急食辛以散之　素藏氣法時論

18　93

熨

或痹不仁腫痛，當是之時，可湯熨及火灸刺而去之。

素玉機真藏論

形苦志樂，病生於筋，治之以熨引。素血氣形志篇

五果

五果為助。棗。甘　李。酸　杏。苦　栗。鹹　桃。辛

素藏氣法時論

五菜

葵甘　韭酸　薤苦　藿鹹　蔥辛　五菜為充（素·藏氣法時論）

五畜

牛肉○甘　犬肉○酸酸　羊肉○苦　豕肉○鹹　鷄肉○辛　五畜爲

鈔　素藏氣法時論

國家古籍整理出版專項經費資助項目

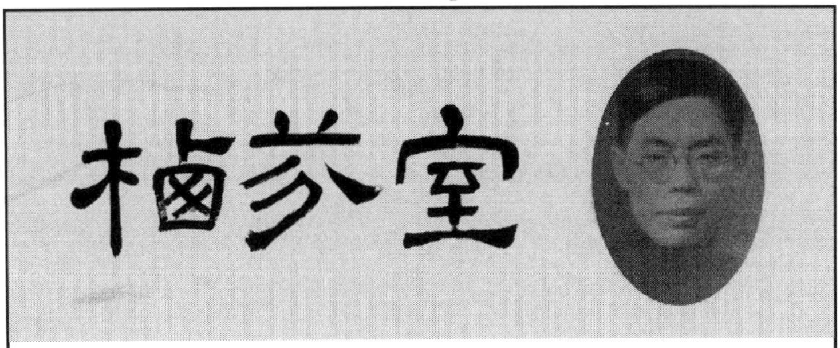

栖芬室藏中醫典籍精選·第一輯

醫經類纂 壹

【清】田晉蕃 著
中國中醫科學院中醫藥信息研究所組織編纂
牛亞華◎主編　　孟慶雲◎提要

北京科学技术出版社

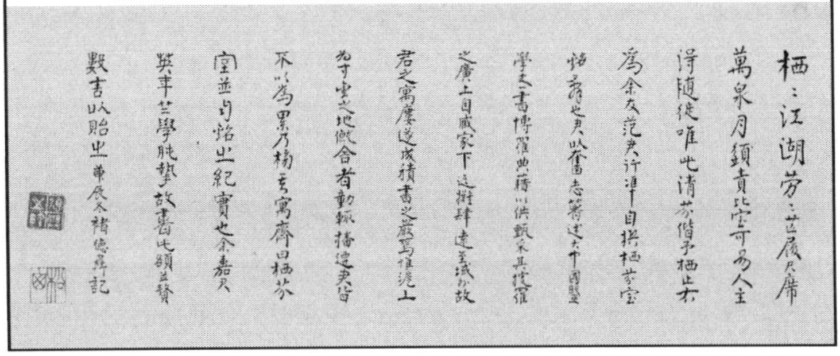

圖書在版編目（CIP）數據

栖芬室藏中醫典籍精選·第一輯．醫經類纂/牛亞華主編．—北京：北京科學技術出版社，2017．1 重印

ISBN 978－7－5304－8075－5

Ⅰ．①栖… Ⅱ．①牛… Ⅲ．中國醫藥學—古籍—匯編②醫經 Ⅳ．①R2－5

中國版本圖書館 CIP 數據核字（2015）第231727號

栖芬室藏中醫典籍精選·第一輯．醫經類纂

主　　編：牛亞華
責任編輯：章　健　侍　偉
責任印製：張　良
出 版 人：曾慶宇
出版發行：北京科學技術出版社
社　　址：北京西直門南大街16號
郵政編碼：100035
電話傳真：0086-10-66135495（總編室）
0086-10-66113227（發行部）　0086-10-66161952（發行部傳真）
電子信箱：bjkj@bjkjpress.com
網　　址：www.bkydw.cn
經　　銷：新華書店
印　　刷：北京七彩京通數碼快印有限公司
開　　本：787mm×1092mm　1/16
字　　數：165千字
印　　張：70.25
版　　次：2016年1月第1版
印　　次：2017年1月第3次印刷

ISBN 978－7－5304－8075－5/R·1985

定　　價：**980.00元**

《栖芬室藏中醫典籍精選》編纂委員會

余　序

范行準先生是我國著名醫史文獻學家和藏書家，以收藏中醫典籍著稱。他出身於浙江金華一個貧寒農家，自學成才，一九三〇年考入上海中國醫學院，畢業後在上海行醫，並在中華醫學會、中西醫藥研究社從事醫學史研究及期刊的編輯工作。家父余無言亦於一九二九年赴滬執業定居，與張贊臣合設診所，共編世界醫報，並先後在上海中國醫學院、中國醫學專修館、上海新中國醫學院任教。到抗日戰争勝利時，范先生因其在醫史研究和藏書方面的成就，在上海中醫界已頗負盛名，那時我還是個中學生，不時從父輩那裏聽聞先生之名，有時去書店購買參考書和課外讀物，總能碰到范先生，雖然不曾與之交談，但先生專註於書的神情給我留下了深刻印象。當時由於飽受戰亂之苦，圖書典章遭受曠古之厄，名家富户珍藏多年的珍本秘籍，往往散落於書肆，先生念典章之覆沒，以搶救中醫文獻爲己任，節衣縮食，傾其所有，多方搜求，頗多希見珍本、孤本醫籍，竟憑先生一已之力，得以留存至今，厥功甚偉。

一九五五年，我從上海第二醫學院畢業，分配到北京中央直屬機關第二醫院工作，同年十二月參加衛生部主辦的全國第一屆『西學中』研究班，一九五八年結業後，分配在中醫研究院編審室，工作重點是中醫臨床文獻研究。在其後的多年中，我有機會閲習到范先生中醫珍本古籍文獻整理研究中的心血之作，對其嚴謹的治學態度和深厚的文獻功底，深表欽佩。

一九八五年，范先生將他的『栖芬室』藏書悉數無償贈與中醫研究院圖書館，我和同事及學生們得以更方便地利用范先生的藏書，獲益匪淺。

中國中醫科學院中醫藥信息研究所選擇范行準先生『栖芬室』舊藏元明善本十種，稿鈔本十種，進行整理編纂，撰寫提要，由北京科學技術出版社影印出版，這是傳承國學、嘉惠醫林的盛舉。

本次影印之元明善本，多爲世所罕見，如元刻校正素問精要宣明論方七卷本、明弘治十七年古絳韓刻本診家樞要、明嘉靖刻本蘇沈内翰良方、新刊華佗先生玄門脈訣内照圖、素問玄機原病式均爲國内孤版，也是該書現存最早的版本；而醫家赤幟益辨全書、秘傳活幼全書、醫學鈎玄、聖散子方更是海内孤本；稿鈔本如秘傳離婁經、内經素問校正、醫經類纂初稿、註解胎産大通論、醫抄、醫萃等均屬世所難見之秘本。對於中醫文獻版本學、中醫文化以及中醫基礎、臨床、教學等研究均有重要參閲價值。

范行準先生爲珍藏、整理、研究中醫古籍文獻做出了重大的貢獻。此書的出版，是對范先生業績表彰最好的紀念，故欣然爲之序。

余瀛鰲

乙未年秋

前言

范行準是著名醫史學家與藏書家，他在醫史文獻研究以及中醫文獻保存方面貢獻巨大，其書齋名曰『栖芬室』，以收藏中醫典籍著稱。近人王謇續補藏書紀事詩醫學藏書家僅收録了范行準一人，足見其藏書之社會影響。

范行準，名適，字行準，一九〇六年十月三十一日生於浙江省湯溪縣（今屬金華縣）。祖輩父兄皆務農，家境清貧，五歲喪母，七歲曾入塾讀書，八歲即因貧失學，在家放牛，十三歲入讀小學三年級，十四歲再次輟學，十五歲被迫到藥店學徒，十八歲回鄉，爲謀生計，研讀醫書並行醫鄉里。一九三〇年赴上海求學，入上海中國醫學院。因成績優異，插班入三年級，一九三二年畢業。與校友創辦國醫評論，在中華醫學會中醫圖書館、中西醫研究會從事圖書管理、雜誌編輯工作，同時開展醫學史和醫學文獻的研究整理工作。

因爲醫史研究之需要，范行準開始搜集相關文獻，最初他認爲醫書爲醫家常備之書，用時借來即可，不作爲搜集重點。讓他大失所望的是，醫家所藏醫書十分有限，於是將重點轉向搜求醫書。抗戰爆發以後，珍貴圖集遭兵燹之厄，范行準『念典章之覆沒，感文獻之無徵』，奮力搶救，終日流連於書肆冷攤，並委托親友從遠方域外，代爲尋覓。見到有價值的醫書定要購買，不惜典當身上僅有的衣物，甚至向好友借貸。他的孤善本醫籍多購於此時。

經過十餘年的苦心搜集，范行準的藏書蔚爲可觀，他租住的小居室『椅案而外，俱爲圖籍所據；人則屯伏其中，人乎蟫乎，未暇辨也』。范行準藏書的初衷是爲了醫史研究，這使得他搜集醫籍與普通藏書家不同，往往具有獨到之處，他説：『予之購書，善本固所願求，但應用與希覯孤本，尤亟於善本也』。棲芬室藏書不僅多元明善本，而且有大量孤本、稀見本、稿鈔本。此外，與范行準醫史研究相關的醫籍往往能形成系列，如范行準曾因著有明季傳入之西洋醫學而蜚聲學界。『棲芬室』藏書中的中西匯通醫著有不少爲孤本或稀見本，他收藏的疫病、痘疹著作無人可及，這與他研究中國預防醫學史不無關係。

因范行準在滬上賃屋而居，屢屢搬遷，書隨主人棲止，因此將自己的書屋稱爲『棲芬室』，同时也意指這些書只是暫時棲息於此，他説：『有人曾經稱我爲藏書家，老實説我是不太喜歡這個詞的，我認爲「書」是供人閱覽和參考的，而绝不是讓人來觀賞的，否則無論多麽珍貴的書都會成爲一堆毫無價值的廢紙。』他的鈐書印記也不用『藏書』二字，只用『范氏棲芬室備用書卷』或『湯溪棲芬室圖籍』『棲芬室圖書』等。他認爲：『蓋書物爲天下公器，苟吾不用，宜速散去，安能守至窮神盡氣，更欲貽厥子孫，反爲婦人孺子所敗，遺人僇笑也？』正是基於這種認識，一九八五年，他將『棲芬室』珍藏的七百餘種、七千餘册珍貴醫籍悉數獻給國家。在捐贈儀式上，他説：『這些書籍跟隨了我數十年，它們和我朝夕相處，它們是我的良師益友，我也把它們當作自己的孩子來愛護，現在讓我一下子離開它們，我心中自然是異常地難舍難分，但是在我有生之年能够看到我酷愛的書籍將爲整個社會、整個中醫事業做更大的貢獻時，我感到無限的幸福和光榮。』胸襟博大，令人敬仰。這些珍貴古籍現藏於中國中醫科學院圖書館。

多年以來，我們就希望能够選擇『栖芬室』所藏版本精良、有文獻和實用價值的中醫典籍進行整理出版，以實現范行準先生『書爲天下公器』之夙願。二〇一五年，有幸獲得國家古籍整理出版基金資助，我們精選了元明善本十種，稿鈔本十種，進行整理、撰寫提要，由北京科學技術出版社影印出版，以饗讀者。

我們甄選的原則爲，對於經典醫籍，盡量選擇最早的、珍貴的版本，如元刻校正素問精要宣明論方七卷本、明弘治十七年古絳韓刻本診家樞要、明嘉靖刻本蘇沈内翰良方、新刊華佗先生玄門脉訣内照圖、素問玄機原病式均爲國内孤版，也是該書現存最早的版本；此外，選擇一部分有文獻和實用價值之孤本，如醫家赤幟益辨全書、秘傳活幼全書、醫學鈎玄、聖散子方等，爲海内僅存之孤本。稿鈔本中，如秘傳離婁經、黄帝内經素問校正、醫經類纂初稿、注解胎產大通論、醫抄、醫萃、要藥分劑補正等，均是難得一見之秘籍，其中一些看似普通的鈔本，有着相當的研究價值，如醫抄中收録的『呼吸静功妙訣』較刊本壽世保元所載更爲接近敦煌寫本呼吸静功妙訣中的文字，聖散子方附録所收『華佗危病十方』等均有深入研究之價值。本次影印之醫籍，其中一些已入選『國家珍貴古籍名録』。

在對古籍進行處理時，我們的原則是盡量保持原貌，不對原版做任何修飾增删，以便文獻學和版本學研究者利用。我們邀請相關專家撰寫提要，希望對讀者瞭解本書有所助益。

二〇一五年是范行準先生捐贈『栖芬室』所藏醫籍三十周年，二〇一六年爲范行準先生誕辰一百一十周年，謹以此書表達對先賢業績之紀念。

牛亞華

二〇一五年十月

目録

栖芬室藏中醫典籍精選·第一輯

醫經類纂　壹

提要　孟慶雲

内容提要

醫經類纂初稿，五卷，清·田晉蕃撰於光緒五年（一八七九）。本書完成後未曾刊刻，在中國中醫古籍總目以田晉蕃醫書七種子目著錄。中國中醫科學院圖書館藏其手稿，本書是手稿的首次影印本。

編輯者田晉蕃，也作晉藩，號杏邨，浙江會稽（今紹興）人。山陰縣誌有簡短誌文，說他是觀巷人，出於書香世家，舉人，醫爲紹派傷寒的中堅，著醫稗。古今醫案按選有他的醫案，說他『以名孝廉精岐黄術，為董金鑒之師。光緒二十九年（癸卯，一九〇三年）作古』。查董金鑒在紹興地區歷代醫藥人名錄中記載說：『山陰人，字競吾，著有考王孟英氏醫案等。』推想他的弟子也是有著作的名儒醫。

中國中醫古籍總目記有田晉蕃醫書七種，子目：（一）醫經類纂稿，（二）內經素問校正，（三）醫稗，（四）名家雜钞，（五）田晉蕃日記，（六）中西醫辨，（七）慎疾格言。著錄曰：清光緒五年己卯（一八七九）至光緒十年甲申（一八八四），稿本。此書系七種之首部。類纂者，分類編輯之謂。有纂集言詞或有所述作者；有纂集同類論述或參與作者詮注者。本書是醫經的類纂，所稱之醫經僅限於內經·素問一書，纂言的範圍篤定於該書的名詞『術』語。

在中國古典醫籍中，『類纂』既是一種分類著述，又是一種治學研究獲得新知識的方法。例如類纂黄帝内經的醫書，就有隋·楊上善的黄帝内經太素和明·張介賓的類經。楊上善把内經諸文分十九類以三十卷詮註。張介賓則類分經文為十二類三十二卷註釋。『類纂』是古代稱『從其類序』的一種分類方法。在易·繫辭就曾論及有『類族辨物』的分類認識事物的方法。墨辨·小取説：『以名舉實，以辭抒意，以説出故，以類取，以類予。』達到『以類名為象』（左傳·桓公六年）。素問·示從容論謂：『及於比類，通合道理』。稱其爲『比類』的認識道理的方法。通過比類，得到共性的認識，即靈樞·禁服所論稱的『渾束為一』，屬於歸納法。這是内經中常用的方法。

田晉蕃類纂内經·素問名詞術語，全書分五卷，共四百七十七個詞條。其中卷一，列四時、春、夏，到辛、咸、色黑等九十七個名詞術語。卷二，列天地、歲、雨、雷，到實、收、化等九十二個名詞術語。卷三，列氣候、日月、夕時、地，到濁、氣味、魚、鹽等九十六個名詞術語。卷四，列天、霧露、水土、石，到刺、灸、祝由、導引等九十二個名刺術詞。卷五，列甲乙、丙丁、戊己、日昳、頭角，到補劑、散、熨、五果、五菜、五畜等一百個名詞術語。這四百七十七個名詞術語，獲廓了天地自然、四時晝夜、天干地支、陰陽五行、藏府經絡、營衛宗氣、身體部位器官、生理功能、病因情志、諸脈診法、諸病證、治法劑型、養生詞語等。是直接提取於内經·素問文本的頗為全面的名詞術語的類纂。

這部醫經類纂的學術價值主要有三端。

一是作爲内經·素問的數據庫，本書具有文本的可檢索性。因對經文辭章的句讀不同，對醫文的理解不同，不同的撰者可能選檢出不同的名詞術語。本書作者在經史小學方面的功底足堪上乘，又是有豐富實踐的臨床家，他選的詞條當是逼近原著文意的。

二是在聚溯本源中，直揭詞義。例如『部分』一詞，在陰陽應象大論、三部九候論和刺熱篇凡三見。是把所引三篇的詞條合起來閱讀，才能很好地理解人身分部的醫學意義。陰陽應象大論曰：『審清濁而知部分。』對『部分』的注釋，唐王冰注曰：『部分，謂藏府之位，可占候處。』王冰是繼齊梁人全元起註素問訓解，也是用了模仿註釋佛經的『合本子』註經方法詮註內經・素問的，也註過三部九候論的，但他就沒有把『部分』的更深層次的意思註釋出來，田晉蕃在『部分』詞條下，撰用了三部九候論從『故人有三部，部有三候』，到『人以候耳目之氣』，詮釋其『部分』并非僅僅是藏府應人身，更是人的部分應天地人，是『三部者，各有天，各有地，各有人。三而成天，三而成地，三而成人。三而三之，合則爲九，九分九野，九野爲九藏』。此素問之部分，又與靈樞・五色之『各有部分』相呼應。本詞條之類纂，第三條是刺熱篇文：『熱病從部所起者，至期而已。』是說面部的各部位引起的發熱，可據其天地人及候區（分部）的藏府相對應的時間，來預測病愈的時間。這是『部分』理論在預測病期和上工治未病的應用。

三是從詞條的類纂，可以展示內經・素問一書理論體系的特點。例如論及天地人的詞條，顯然是天人相應理論的同韻；四時、春、夏、秋、冬、朝夕等詞條是內經・素問理論上重視人體時間因素的體現；至於陰陽、五行、藏府、經絡、諸種脈象等，更是中醫學統、學脈、學理的表達單元。一門學科，可以在名詞術語的縷述中昭見真章。

醫經類纂初稿一書，對於學習內經和研究中醫學理論，都有識源竟緒以開來學的價值。

孟慶雲

醫經類纂卷初章一

四時	春	夏	秋	冬
陰陽	陽	陰	手足	日中
黃昏	夜	五藏	六府	肝
心	脾胃	脾	肺	腎
九竅	衛氣	俞穴	腠理	肌肉
谿谷	脈	陽明脈	三陽脈	皮毛
髮	精神	神	汗	筋骨
筋	骨	首	頸項	面
耳	目	鼻	口	舌
齒	肩	背	脊	胸
胷	腰	腹	股	四支

二陰　衝任　月事　風　寒

寒熱　暑溫　溼　溫　瘧

欬嗽　氣逆　鼽衄　煎厥　薄厥

痿厥　痿　痺厥　偏枯　僻

傷食　傷飲　脹　泄瀉　隔塞不便

善畏　驚駭　狂　痔　瘰癧

丁　瘈瘲　傳變　按蹻　鍼石

五臭　五味　酸　苦　甘　辛

鹹　色黑

四時

春勝長夏，（[illegible]）長夏勝冬，冬勝夏，夏勝秋，秋勝春，所謂四時之勝也。素金匱真言論

為冬病在陰，夏病在陽，春病在陰，秋病在陽，皆視其所在，為施鍼石也。素金匱真言論

天有四時五行，以生長收藏，以生寒暑燥濕風。素陰陽應象大論

故生因春，長因夏，收因秋，藏因冬，失常則天地四塞。素陰陽離合論

四經應四時　素陰陽別論

五日謂之候，三候謂之氣，六氣謂之時，四時謂之歲。素六節藏象論

不失四時之法。理色脈而通神明，合之金木水火土四時　夫色之變化，以應四時之脈。治不本四時。移精變氣論

八風四时之勝。終而復始。素玉版論要篇

反四時者。有餘為精。不足為消。應太過。不足為精。應不足。有餘為消。陰陽不相應。病名曰關格。彼春之暖。為夏之暑。彼秋之忿。為冬之怒。生之有度。四时為宜。此四时之病。以其勝治之愈也。素脉要精微論

脉得四时之順。曰病無他。脉反四时。及不閒藏。曰難已。脉有逆從四時。未有藏形。春夏而脉瘦。秋冬而脉浮大。命曰逆四时也。命曰反四时也。素平人氣象論

四时之序。逆從之變異也。脉從四时。謂之可治。脉逆四时。為不可治。所謂逆四时者。春得肺脉。夏得腎脉。秋得心脉。冬得脾脉。其至皆懸絶沈濇者。命曰逆四时。未有藏形。於春夏而脉沈濇。秋冬而脉浮大。名曰逆四时也。素玉機真藏論

春秋冬夏四時陰陽生病起於過用。素經脈別論
合人形以法四時五行而治。四時五藏病隨五味所宜也。素藏氣法時論
人以天地之氣生四時之法成。人能應四時者天地為之父母。能經天
地陰陽之化者不失四時。素寶命全形論
凡刺之法必候日月星辰四時八正之氣氣定乃刺之。四時者
所以分春秋冬夏之氣所在以時調之也。以日之寒溫月之虛盛四時
氣之浮沈參伍相合而調之。素八正神明論
因不知合之四時五行因加相勝。素離合真邪論
絡氣不足經氣有餘者脈口熱而尺寒也。秋冬為逆春夏為從。經
虛絡滿者尺熱滿脈口寒澀也。此春夏死秋冬生也。脈實滿手
足寒頭熱何如。岐伯曰。春秋則生冬夏則死。春亟治經絡夏

亟治經俞。秋亟治六腑。冬則閉塞。閉塞者用藥而少鍼石也。素通評虛實論

脾者土也。治中央。常以四時長四藏。素太陰陽明論

春

春三月。此謂發陳。逆之則傷肝。夏為寒變。奉長者少。逆

春氣則少陽不生。肝氣内變。素四氣調神大論

東風生於春。病在肝。俞在頸項。故春氣者病在頭。故春善病

鼽衄。故藏於精者春不病溫。素金匱真言論　春病在陰。

故曰冬傷於寒。春必溫病。春傷於風。夏生飧泄。素陰陽應象大論

求其至也。皆歸始春。此為陽中之少陽。通於春氣。肝 新校正云作陰中之少陽

素六節藏象論

故春刺散俞。及與分理。素診要經終論

以春應中規。脈 春日浮如魚之游在波。脈 素脈要精微論

春胃微弦曰平。毛而有弦曰春病。春以胃氣為本。素平人氣象論

春脉如弦○何如而弦○岐伯對曰○春脉者肝脉也○素玉机真藏論

肝主春○足厥陰少陽主治○素起於春○（肝病）冬不死○持於春○（心病）秋不愈○

甚於春○（脾病）病在腎○愈於春○素藏氣法時論

夏

夏三月。此謂蕃秀。逆之則傷心。秋為痎瘧。奉收者少。冬至重病。

逆夏氣則太陽不長。心氣內洞。素四氣調神大論

南風生於夏。病在心。俞在胸脅。　夏氣者病在藏。　仲夏善

病胸脅。　長夏善病洞泄寒中。　夏暑汗不出者。秋成風瘧。

素金匱真言論　夏病在陽。

春傷於風。夏生飧泄。夏傷於暑。秋必痎瘧。　解夏至解冬。陰勝

素陰陽應象大論

為陽中之太陽。通於夏氣。心　素六節藏象論

夏刺絡俞。素診要經終論

夏應中矩。脈　夏至四十五日。陰氣微上。陽氣微下。　夏日在膚。

注之萬物有餘。素脈要精微論

夏胃微鉤曰平。長夏胃微耎弱曰平。石而有鉤曰夏病。夏

以胃氣為本。長夏以胃氣為本也。素平人氣象論

夏脈如鉤，何如而鉤？岐伯曰：夏脈者心也。素玉機真藏論

盛躁喘數者為陽，主夏，故以日中死。素三部九候論

心主夏，手少陰太陽主治。脾主長夏，足太陰陽明主治。王注長夏謂六月也。病

在肝，愈於夏。病在心，愈於長夏。起於夏。心病春不死，持於夏。起於

長夏。脾病冬不愈，甚於夏。肺病夏不死，持於長夏。腎病春不愈，甚於

長夏。病 素藏氣法時論

陰病發於夏。素宣明五氣篇

先夏至日者為病溫。後夏至日者為病暑。素熱論

秋

秋三月。此謂容平。逆之則傷肺。冬為飧泄。奉藏者少。收斂神氣。使秋氣平。逆秋氣則太陰不收。肺氣焦滿。素四氣調神大論 太素滿作漏揭上素注泄也 素四氣調神大論

西風生於秋。病在肺。俞在肩背。秋氣者病在肩背。秋善病風瘧。夏暑汗不出者。秋成風瘧。秋病在陰。素金匱真言論

夏傷於暑。秋必痎瘧。秋傷於濕。冬生欬嗽。素陰陽應象大論

為陽中之太陰。通於秋氣。新校正肺太作少 素六節藏象論

秋刺皮膚循理。素診要經終論

從秋之意。秋應中衡。秋日下膚。蟄蟲將去。素脈要精微論

胃而有毛曰秋病。秋胃微毛曰平。秋以胃氣為本。素平人氣象論

秋脈如浮。何如而浮。岐伯曰。秋脈者肺也。素玉機真藏論

肺主秋。手太陰陽明主治。夏不愈。甚於秋。肝病　病在脾。愈在秋。

起於秋。肺病　長夏不死。持於秋。腎病　素藏氣法時論

因得秋氣。汗出遇風。瘧

冬

冬三月。此謂閉藏。逆之則傷腎。春爲痿厥。奉生者少。逆冬氣則少陰不藏。腎氣獨沈。太素獨作濁　素四氣調神大論

北風生於冬。病在腎。俞在腰股。冬氣者病在四支。故冬不按蹻。冬病在陰。素金匱真言論

故曰冬傷於寒。春必病溫。秋傷於濕。冬生欬嗽。能冬不能夏。陽勝　素陰陽應象大論

爲陰中之少陰。通於冬氣。腎　新校正少素作太　素六節藏象論

冬刺俞竅於分理。素診要經終論

爲冬之怒。冬應中權。脈　是故冬至四十五日。陽氣微上。陰氣微下。冬日在骨。蟄蟲周密。君子居室。素脈要精微論

胃而有石曰冬病。耎弱有石曰冬病。冬胃微石曰平。冬以胃氣爲本。素平人氣象論

冬脈如營。何如而營。岐伯曰冬脈者腎也。素玉機真藏論

九候之脈皆沈細懸絕者爲陰主冬。故以夜半死。素三部九候論

腎主冬。足少陰太陽主治。秋不死持於冬。病肝 長夏不愈甚於冬。病心

病在肺。愈在冬。起於冬。病腎 素藏氣法時論

陽病發於冬。素宣明五氣篇

陰陽

夫言人之陰陽。則外為陽。內為陰。言人身之陰陽。則背為陽。腹為陰。言人身之藏府中陰陽。則藏者為陰。府者為陽。金匱真言論

陰靜陽躁。陽生陰長。陽殺陰藏。陽化氣。陰成形。故清陽故清陽出上竅。濁陰出下竅。清陽發腠理。濁陰走五藏。清陽實四支。濁陰歸六府。水為陰。火為陽。陽為氣。陰為味。陰味出下竅。陽氣出上竅。味厚者為陰。薄為陰之陽。氣厚者為陽。薄為陽之陰。氣味辛甘發散為陽。酸苦涌泄為陰。陰勝則陽病。陽勝則陰病。陽勝則熱。陰勝則寒。暑勝傷陰。暑寒喜傷陽。故重陰必陽。重陽必陰。陰陽者。血氣之男女也。左右者。陰陽之道路也。水火者。陰陽之徵兆也。陰陽者。萬物之能始也。故曰陰在

1

8

内也。陽之守也。陽在外也。陰之使也。清陽上天。濁陰歸地。以天地为之陰陽。故善用鍼者，從陰引陽，從陽引陰。善診者察色按脈，先別陰陽。審其陰陽，以別柔剛。陽病治陰，陰病治陽。

素陰陽應象大論

天为陽。地为陰。（[illegible]）日为陽。月为陰。未出地者，命曰陰處，名曰陰中之陰。則出地者，命曰陰中之陽。（对者为財）陽予之正，陰为之主。外者为陽，内者为陰。（三陽 三陰）陰中之陽（膀胱 胃）陰中之少陽。（膽）陰中之陰。（腎）陰中之少陰。（腎）陰之絶陰。（肝）陰陽𩋡𩋡。

素陰陽離合論

脈有陰陽。知陽者知陰，知陰者知陽。陰争於内，陽擾於外。是故剛與剛，陽氣破散，陰氣乃清也。所謂生陽死陰者，肝之心謂之生陽。心之肺謂之死陰。肺之腎謂之重陰。腎之脾謂之辟陰。

死不治○陰陽結斜○同邪　多陰少陽曰石水○素陰陽別論
易重陽死○重陰死○陰陽反他○素玉版論要篇
診法常以平旦○陰氣未動○陽氣未散○陰陽不相應○病名曰關
格○天地之變○陰陽之應○是故冬至四十五日○陽氣微上○陰氣
微下○夏至四十五日○陰氣微上○陽氣微下○陰陽有時○與脈為
期○察之有紀○從陰陽始○[脈]脈合陰陽○陰陽俱盛○則夢相殺
毀傷○濇者陽氣有餘也○滑者陰氣有餘也○陽氣有餘為身
熱無汗○陰氣有餘為多汗身寒○陰陽有餘則無汗而寒○素
脈要精微論
藏真高於肺○以行榮衛陰陽也○脈從陰陽病易已○脈逆陰陽病
難已○素平人氣象論

太陽藏獨至。厥喘虛氣逆。是陰不足。陽有餘也。經脈別論

陰病發於骨。陽病發於血。陰病發於肉。陽病發於冬。陰病發於夏。邪入於陽則狂。邪入於陰則痺。搏陽則為巔疾。搏陰則為瘖。陽入之陰則靜。陰出之陽則怒。素宣明五氣篇

人生有形。不離陰陽。素寶命全形論

陰陽異位。陽者天氣也。主外。陰者地氣也。主內。故陽道實。陰道虛。故犯賊風虛邪者。陽受之。食飲不節。起居不時者。陰受之。陽受之則入六府。陰受之則入五藏。故陽受風氣。陰受濕氣。故陰氣從足上行至頭。而下行循臂至指端。陽氣從手上行至頭。而下行至足。故曰陽病者上行極而下。陰病者下行極而上。素太陰陽明論

病名陰陽交。交者死也。素評熱病論
陰氣少而陽氣勝。故熱而煩滿也。陽氣少陰氣多。故身寒如從水中出。素逆調論
陰陽上下交爭。虛實更作。陰陽相移也。陽并於陰。則陰實而陽虛。陽盛則外熱。陰虛則內熱。衛氣者。晝日行於陽。夜行於陰。此氣得陽而外出。得陰而內薄。其氣之舍深。內薄於陰。陽氣獨發。陰邪內著。陰與陽爭不得出。是以間日而作也。

陽

是故陽因而上衛外者也。陽氣者煩勞則張精絶辟積於夏。使人煎厥。陽氣者大怒則形氣絶而血菀於上使人薄厥。陽氣者精則養神柔則養筋。故陽畜積病死而陽氣當隔隔者當瀉。故陽氣者一日而主外。（一字疑衍）日中而陽氣隆日西而陽氣已虛。氣門乃閉。陽者衛外而為固也。凡陰陽之要陽密乃固。（陽太素作陰密乃太素作陽固）故陽強不能密。陰氣乃絶。素生氣通天論

陽在外陰之使也。陽勝則身熱。素陰陽應象大論

肝之心謂之生陽。結陽者腫四支。素陰陽別論

為陽中之太陽。心為陽中之太陰。肺（新校正太作少）此為陽中之少陽。肝（新校正當作陰中之少陽）

故人迎一盛病在少陽二盛病在太陽三盛病在

陽明○四盛已上為格陽○ 素六節藏象論

南方者天地所長養陽之所盛處也○ 素異法方宜論

五藏陽以竭也○ 五陽已布○ 素湯液醪醴論

陽盛則夢大火燔灼○ 於中惡風者陽氣受也○ 素脈要精微論

陽明藏獨至是陽氣重并也○ 當寫陽補陰○ 陽并於上四脈爭張○

氣歸於腎○ 宜治其經絡○ 寫陽補陰○ 素經脈別論

邪入於陽則狂○ 搏陽則為巔疾○ 素宣明五氣篇

四支者諸陽之本也○ 陽盛則四支實○ 陽盛則使人妄言罵詈不

避親疏○ 素陽明脈解篇

巨陽者諸陽之屬也○ 其脈連於風府○ 故為諸陽主氣也○ 素熱論

陰虛者陽必湊之○ 素評熱病論

是人者陰氣多虛。陽氣盛。四支者陽也。兩陽相得。而陰氣虛少。
少水不能滅盛火。而陽獨治。肝一陽也。心二陽也。素逆調論

陰

陰者藏精而起亟也。（太素作陰者藏精而極起者也。楊上善注：陰極而陽起也。）陰之所生，本在五味。

素生氣通天論

陰在內，陽之守也。陰勝則身寒。素陰陽應象大論

未出地者，命曰陰處，名曰陰中之陰。則出地者，命曰陰中之陽。

素陰陽離合論

陰之所生，和本曰和。心之肺謂之死陰。肺之腎謂之重陰。腎之脾謂之辟陰。結陰者便血一升，再結二升，三結三升。素陰陽別論

為陰中之少陰。（腎。少作太。新校正）此至陰之類，通於土氣。（脾）寸口一盛病在厥陰，二盛病在少陰，三盛病在太陰，四盛已上為關陰。素六節藏象論

13

七月八月。陰氣始殺。九月十月。陰氣始冰。素診要經終論

是知陰盛則夢涉大水恐懼。素脈要精微論

邪入於陰則瘖。搏陰則為瘖。素宣明五氣篇

陰虛者陽必湊之。水者陰也。目下亦陰也。腹者至陰之所居。

故水在腹者。必使目下腫也。素評熱病論

兩陽相得。而陰氣虛少。少水不能滅盛火。素逆調論

三陽俱虛則陰氣勝。陰氣勝則骨寒而痛。

平旦

平旦人氣生　素生氣通天論

雞鳴至平旦○天之陰○陰中之陽也○素金匱真言論

平旦至日中○天之陽○陽中之陽也○雞鳴至平旦○天之陰○陰中之陽也○素金匱真言論

診法常以平旦陰氣未動○陽氣未散○素脈要精微論

是故寒熱病者○以平旦死○素三部九候論

肝病者平旦慧○平旦靜○心病　日出甚○脾病　新校正云甲乙經日出作平旦雖日出與平旦時等於各方之期早晚之以平旦之為得之　素藏氣法時論

14

日中

平旦至日中，天之陽，陽中之陽也。日中至黃昏，（黃，大素作天）天之陽，陽中之陰也。素金匱真言論

盛躁喘數者為陽，主夏，故以日中死。熱中及熱病者，以日中死。素三部九候論

心病者日中慧。　日中甚。（肺病）　素藏氣法時論

黄昏

日中至黄昏。天之陽。陽中之陰也。素金匱真言論

16

夜

合夜至雞鳴，天之陰，陰中之陰也。素金匱真言論

三陰俱搏，二十日夜半死。素陰陽別論

一日一夜五分之，此所以占死生之早暮也。素玉機真藏論

九候之脈，皆沈細懸絕者為陰，主冬，故以夜半死。病水者以夜半死。素三部九候論

是以夜行則喘出於腎。素經脈別論

夜半靜。肝病 夜半甚。肝病 夜半靜。肺病 腎病者夜半慧。素藏氣法時論

衛氣者晝日行於陽，夜行於陰。

五藏

肝心脾肺腎五藏皆為陰。素金匱真言論　五藏應四時。

濁陰走五藏。人有五藏化五氣，以生喜怒悲憂恐。中傷人事

以養五藏。其次治五藏。治五藏者半死半生也。故天之邪氣感

則害人五藏。素陰陽應象大論

凡持真脈之藏脈者。肝至懸絕急，十八日死。太素作九日死　心至懸絕，九日死。

肺至懸絕，十二日死。太素作十日死　腎至懸絕，七日死。太素作五日死　脾至懸絕，四

日死。素陰陽別論

故形藏四，神藏五，全元起三部九候論　合為九藏以應之也。素六節藏象論

五藏之象，可以類推。五藏相音，可以意識。素五藏生成篇

或以腦髓為藏，或以腸胃為藏。所謂五藏者，藏精氣

18

而不寫也。氣口何以獨為五藏主。五味入口藏於胃以養五藏氣。

是以五藏六府之氣味皆出於胃變見於氣口。素五藏別論

藏寒生滿病。素異法方宜論

賊風數至。虛邪朝夕內至五藏骨髓。素移精變氣論

其有不從毫毛而生。五藏陽以竭也。疏滌五藏。素湯液醪醴論

春刺冬分。邪氣著藏。刺逆五藏者。知逆從也。素四時刺逆從論

故五藏有餘不足。五藏者中之守也。中盛藏滿。夫五藏者身之強也。有故病五藏發動。因傷脈色。素脈要精微論

藏真散於肝。藏真通於心。藏真濡於脾。藏真高於肺。藏真下於腎。脈反四時及不間藏曰難已。四時未有藏形。脈

素平人氣象論

脾脈者土也。孤藏以灌四傍者也。　夫子言脾為孤藏，中央土以灌四傍。

五藏受氣於其所生，傳之於其所勝，氣舍於其所生，死於其所不勝。　五藏相通，移皆有次。五藏有病，則各傳其所勝，不治法三月若六月，若三日若六日，傳五藏而當死。　急虛身中卒至，五藏絕閉。　五藏者皆稟氣於胃，胃者五藏之本也。　素玉機眞藏論

五藏已敗，其色必夭。　素三部九候論

毛脈合精，行氣於府，府精神明，留於四藏。　素經脈別論

四肢五藏，病隨五味所宜也。　素藏氣法時論

以身之虛而逢天之虛，兩虛相感，其氣至骨，入則傷五藏。　素八正神明論

時五藏骨肉滑利，可以長久也。　以藏期之。　五藏不平，六府閉塞之所生也。　素通評虛實論

19

13

陰受之則入五藏。脾者土也。治中央。常以四時長四藏。素太陰陽明論

厥逆連藏則死。素陽明脉解篇

榮衛不行。五藏不通。則死矣。素熱論

腎水藏也。素逆調論

六府

膽胃大腸小腸膀胱三焦六府皆為陽。素金匱天真論

濁陰歸六府。其次治六府。水穀之寒熱感則害於六府。

素陰陽應象大論

胃大腸小腸三焦膀胱。名曰器。能化糟粕。轉味而入出者（依素問鈔之交譯義本）

素六節藏象論

或以腦為藏。或以為府。腦髓骨脈膽女子胞。此六者地氣之所生

皆藏於陰而象於地。故藏而不寫。名曰奇恒之府。夫胃大腸小

腸三焦膀胱。此五者天氣之所生也。其氣象天。故寫而不藏。此受五

藏濁氣。名曰傳化之府。此不能久留輸寫者也。六府者傳化物

而不藏。故實而不能滿也。胃者水穀之海。六府之大源也。同其以五藏

11　20

六府之氣味。皆出於胃。變見於氣口。素五藏別論

因六府强弱。素脈要精微論

毛脈合精。行氣於府。府精神明。留於四藏。楊王注府指膻中　素經脈別論

人有此三者。是謂壞府。府謂胃也　素寶命全形論

秋亟治六府。五藏不平。六府閉塞之所生也。素通評虛實論

[illegible]日則[illegible]病。三陽經絡皆受其病。而未入於府李作藏此從太素王注者故

可汗而已。素熱論

胃者六府之海。素逆調論

肝

〈丈夫〉七八肝氣衰。素上古天真論

此春氣之應。養生之道也。逆之則傷肝。 逆春氣則少陽不生肝氣內變。素四氣調神大論

風寒淫氣。精乃亡。邪傷肝也。 是故味過於酸。肝氣以津。素生氣通天論

東風生於春。病在肝。俞在頸項。 腹為陰。陰中之陽。肝也。 東方青色入通於肝。開竅於目。藏精於肝。素金匱真言論 其病發驚駭。其味酸。其類草木。其畜雞。其穀麥。其應四時。上為歲星。 其音角。其數八。其臭臊。素金匱真言論

酸生肝。肝生筋。肝主目。 在志為怒。怒傷肝。 髓生肝。

風氣通於肝。素陰陽應象大論

15

肝之心謂之生陽。素陰陽別論

肝者將軍之官。謀慮出焉。素靈蘭秘典論

肝者罷極之本。魂之居也。其華在爪。其充在筋。以生血氣。其味酸。其色蒼。此為陽中之少陽。通於春氣。林校正云當作陰中之少陽 素六節藏象論

肝之合筋也。其榮爪也。其主肺也。 其主肝也。脾 肝欲酸。 生於肝如以縞裹紺。色 青當肝酸。 故人卧血歸於肝。肝受血而能視。 青脈之至也。長而左右彈。有積氣在心下支胠。名曰肝痺。得之寒濕。與疝同法。素五藏生成篇

正月二月。天氣始方。地氣始發。人氣在肝。素診要經終論

肝氣盛則夢怒。 肝脈搏堅而長。色不青。當病墜若搏。因血

在脅下。令人喘逆。其耎而散。色澤者。當病溢飲。　肝與腎脈並至。其色蒼赤。當病毀傷。　若外以傷肝。內以傷腎。　素脈要精微論

弦多胃少曰肝病。　藏真散於肝。肝藏筋膜之氣也。　肝以庚辛死。

平肝脈來。耎弱招招。如揭長竿末梢。曰肝平。春以胃氣為本。病肝脈來。盈實而滑。如循長竿。曰肝病。死肝脈來。急益勁。如新張弓弦。曰肝死。　素平人氣象論

春脈者肝也。　肝受氣於心。傳之於脾。氣舍於腎。至肺而死。　弗治。肺即傳而行之肝。病名曰肝痹。一名曰厥。脅痛出食。當是之時。可按若刺耳。弗治。肝傳之脾。病名曰脾風。　怒則肝氣乘矣。

真肝脈至。中外急。如循刀刃。責責然。如按琴瑟弦。色青白不澤。毛折乃死。　素玉機真藏論

18　22

故下部之天以候肝。素三部九候論

有所墮恐。喘出於肝。淫氣害脾。 疾走恐懼。汗出於肝。 食氣入胃。散精於肝。素經脈別論

肝主春。足厥陰少陽主治。 肝苦急。急食甘以緩之。 病在肝。愈於夏。夏不愈。甚於秋。秋不死。持於冬。起於春。禁當風。肝病者。愈在丙丁。丙丁不愈。加於庚辛。庚辛不死。持於壬癸。起於甲乙。肝病者。平旦慧。下晡甚。夜半靜。肝欲散。急食辛以散之。用辛補之。酸寫之。 肝病者。兩脅下痛引少腹。令人善怒。虛則目䀮䀮無所見。耳無所聞。善恐如人將捕之。 肝色青。宜食甘。素藏氣法時論

酸入肝。 肝為語。 并於肝則憂。五精所并 肝惡風。 肝為淚。 肝藏魂。

肝主筋。 肝脉弦。素宣明五氣篇

厥陰脈循陰器而絡於肝。素熱論

肝熱病者。小便先黃。腹痛。多臥。身熱。　肝熱病者左頰先赤。

五椎下間主肝熱。素刺熱篇

肝一陽也。素旨洞論

心

此夏氣之應。養長之道也。逆之則傷心。逆夏氣則太陽不長。心氣內洞。素問四氣調神大論

（味過於鹹）心氣抑。味過於甘心氣喘滿。〔甘太素作苦〕素問生氣通天論

南風生於夏。病在心。俞在胸脅。故背為陽。陽中之陽心也。南方赤色。入通於心。開竅於耳。藏精於心。素金匱真言論　故病在五藏。五字疑衍　其味苦。太素苦下有酸字　其類火。其畜羊。其穀黍。其應四時。上為熒惑星。其音徵。其數七。其臭焦。素金匱真言論

節生心。苦生心。心生血。心主舌。喜傷心。恐勝喜。雷氣通於心。素陰陽應象大論

二陽之病發心脾。有不得隱曲。女子不月。其傳為心掣。太素作心痛　一陽發病

12　124

二陰一陽發病○善脹○心滿○ 肝之心謂之生陽○心之肺謂之死陰○ 素
陰陽別論
心者君主之官也○神明出焉○ 主不明則十二官危○使道閉塞而
不通○形乃大傷○ 素靈蘭秘典論
五氣入鼻○藏於心肺○心者生之本○神之變也○ 新校正處作變 其華在面○其
充在血脈○為陽中之太陽○通於夏氣○ 素六節藏象論
心之合脈也○其榮色也○其主腎也○ 其主心也肝 故心欲苦○ 生於心
如以縞裹朱○ 赤當心苦○ 諸血者皆屬於心○ 赤脈之至也喘而堅○
診曰有積氣在中○時害於食○名曰心痹○得之外疾思慮而心虛故
邪從之○ 有積氣在心下支胠○名曰肝痹○ 素五藏生成篇
故五氣入鼻○藏於心肺○心肺有病而鼻為之不利也○ 素五藏別論

九月十月陰氣始冰地氣始閉。人氣在心。令人心中欲無言。
中心者環死。心煩。厥陰　素診要經終論
數則煩心。脈濇則心痛。脈心脈搏堅而長。當病舌卷不能言。其
耎而散者。當消環自已。診得心脈而急。此為何病。病形何如。岐伯
曰病名心疝。少腹當有形也。心為牡藏。小腸為之使。左外以候心內以
候膻中。推而外之。內而不外。有心腹積也。脈　素脈要精微論
鉤多胃少曰心病。藏真通於心。心藏血脈之氣也。心見壬癸死。夫
平心脈來。累累如連珠。如循琅玕。曰心平。夏以胃氣為本。
病心脈來。喘喘連屬。其中微曲。曰心病。死心脈來。前曲後
居。如操帶鉤。曰心死。素平人氣象論
夏脈者心也。其不及則令人煩心。夏脈不及　其不及則令人心懸如病飢。

冬脈不及 心受氣於脾○傳之於肺○氣舍於肝○至腎而死○弗治○腎傳之心○病筋脈相引而急○病名曰瘛○當此之時○可灸可藥○弗治○滿十日○法當死○腎因傳之心○心即復反傳而行之肺○發寒熱○法當三歲死○ 夏反則心氣乘矣○ 心中不便○ 真心脈至○堅而搏○如循薏苡子累累然○色赤黑不澤○毛折乃死○ 素玉機真藏論

人以候心○中部之人 素三部九候論

有所驚恐○喘出於肺○淫氣傷心○ 驚而奪精○汗出於心○ 食氣入胃○濁氣歸心○ 真憂痛心○一隨至厥陰之治之○ 素經脈別論

心主夏○手少陰太陽主治○ 心苦緩○急食酸以收之○ 病在心○在長夏○長夏不愈○甚於冬○冬不死○持於春○起於夏○禁溫食熱衣○心病者愈在戊己○戊己不愈○加於壬癸○壬癸不死○持於甲乙○起於丙丁○心病

者日中慧。夜半甚。平旦靜。心欲耎。急食鹹以耎之。用鹹補之。
甘瀉之。心病者。胸中痛。脅支滿。脅下痛。膺背肩甲間痛。兩
臂內痛。虛則胸腹大。脅下與腰相引而痛。心色赤。宜食酸。
素藏氣法時論
苦入心。心為噫。五精所并。精氣并於心則喜。五藏所惡。心
惡熱。心為汗。心藏神。心主脈。心脈鉤。素宣明五氣篇
心熱病者。先不樂。數日乃熱。熱爭則卒心痛。煩心。熱嘔　心熱病
者顏先赤。素刺熱篇
胞脈者。屬心而絡於胞中。今氣上迫肺。心氣不得下通。故月事
不來也。素評熱病論
心二陽也。素逆調論

12

26

脾胃

味過於苦○大素苦作甘　脾氣不濡○大素无不字　胃氣乃厚○素生氣通天論

脾胃者倉廩之官○五味出焉○素靈蘭秘典論

倉廩不藏者是門戶不要也○素脈要精微論

人以候脾胃之氣○下部之人　素三部九候論

太陰陽明為表裏○脾胃脈也○　脾與胃以膜相連耳○素太陰陽明論

脾

是故味過於酸。肝氣以津。脾（太素脾作肺）氣乃絕。素生氣通天論

中央為土。病在脾。俞在脊。腹為陰。陰中之至陰。脾也。中央黃色。入通於脾（太素脾下有胃字）開竅於口。藏精於脾。故病在舌本。其味甘。其類土。其畜牛。其穀稷。其應四時。上為鎮星。其音宮。其數五。其臭香。素金匱真言論

血生脾。（甘生脾）脾生肉。肉生肺。脾主口。思傷脾。怒勝思。谷氣通於脾。素陰陽應象大論

二陽之病發心脾。有不得隱曲。女子不月。腎之脾謂之辟陰。死不治。三陰結謂之水。（三陰謂脾肺）素陰陽別論

脾者。倉廩之本。營之居也。其華在唇四白。其充在肌。其味甘。

其色黃。此至陰之類。通於土氣。從揣壽 素問動 素六節藏象論
脾之合肉也。其榮脣也。其主肝也。其主脾也。胃 脾欲甘。 生於
脾如以縞裹栝樓實。 黃帝脾甘。素五藏生成篇
三月四月。天氣正方。地氣定發。人氣在脾。 中脾者五日死。 所謂
從者鬲與脾腎之處。素診要經終論
脾脈搏堅而長。其色黃。當病少氣。其耎而散。色不澤者。當病
足䯒腫若水狀也。 右外以候胃。內以候脾。素脈要精微論
弱多胃少曰脾病。 藏真濡於脾。脾藏肌肉之氣也。 脾見甲乙死。
平脾脈來。和柔相離。如雞踐地。曰脾平。長夏以胃氣為本。病
脾脈來。實而盈數。如雞舉足。曰脾病。死脾脈來。銳堅如烏
之喙。如鳥之距。如屋之漏。如水之流。曰脾死。素平人氣象論

然脾脈獨何主。岐伯曰。脾脈者土也。孤藏以灌四傍者也。帝曰。
然則脾善惡可得見之乎。岐伯曰。善者不可得見。惡者
可見。　夫子言脾為孤藏。中央土以灌四傍。　脾受氣於肺。傳
之於腎。氣舍於心。至肝而死。　弗治。肝傳之脾。病名曰脾風。
發癉。腹中熱。煩心出黃。當此之時。可按可藥可浴。弗治。脾
傳之腎。病名曰疝瘕。　恐則脾氣乘矣。　真脾脈至。弱而乍
數乍疏。色黃青不澤。毛折乃死。素玉機真藏論
有所墮恐。喘出於肝。淫氣害脾。　搖體勞苦。汗出於脾。
飲入於胃。游溢精氣。上輸於脾。脾氣散精。上歸於肺。　五脈氣
少。胃氣不平。三陰也。素經脈別論
脾主長夏。足太陰陽明主治。　脾苦濕。急食苦以燥之。　病在

脾。愈在秋。秋不愈。甚於春。春不死。持於夏。起於長夏。禁溫食飽食。
濕地濡衣。脾病者。愈在庚辛。庚辛不愈。加於甲乙。甲乙不死。持於
丙丁。起於戊己。脾病者。日昳慧。日出甚。下晡靜。脾欲緩。急食甘以
緩之。用苦瀉之。甘補之。脾病者。身重。善肌肉痿。足不收。行善
瘛。脚下痛。虛則腹滿腸鳴。飧泄食不化。脾色黃。宜食鹹。素藏氣法
時論
甘入脾。脾為吞。并於脾則畏。五精虛而相并 脾惡濕。脾為涎。脾藏
意。脾主肉。脾脈代。素宣明五氣篇
脾病而四支不用何也。岐伯曰。四支皆稟氣於胃。而不得至經。
必因於脾。乃得稟也。今脾病不能為胃行其津液。四支不得
稟水穀氣。 脾不主時何也。岐伯曰。脾者土也。治中央。常以四時長四藏。

各十八日立〔寄〕治。脾藏者常著胃土之精也。足太陰者三陰也。其脈貫胃屬脾絡嗌。素太陰陽明論

脾熱病者先頭重頰痛。煩心顏青。欲嘔。身熱。脾熱病者鼻先赤。六椎下間主脾熱。素刺熱篇

薄脾則煩不能食。素評熱病論

肺

此秋氣之應。養收之道也。逆之則傷肺。 逆秋氣則太陰不收。

肺氣焦滿。 太素滿作漏 楊上善注瀉也 素四氣調神大論

西風生於秋。病在肺。俞在肩背。 背爲陽。陽中之陰。肺也。 西方

白色。入通於肺。開竅於鼻。藏精於肺。故病在背。其味辛。

其類金。其畜馬。其穀稻。其應四時。上爲太白星。 其音商。

其數九。其臭腥。 素金匱真言論

肉生肺。 辛生肺。肺生皮毛。 肺主鼻。 憂傷肺。喜勝憂。 天氣

通於肺。 素陰陽應象大論

起則重肺。使人喘鳴。 太素重作動 鳴作喝 心之肺謂之死陰。肺之腎謂之

重陰。 三陰結謂之水。 三陰謂脾肺 素陰陽別論

肺者相傅之官。治節出焉。素靈蘭秘典論

五氣入鼻藏於心肺。肺者氣之本。魄之處也。其華在毛。其充在

皮。為陽中之太陰。通於秋氣。新校正太陰當作少陰 素六節藏象論

肺之合皮也。其榮毛也。其主心也。其主肺也肝 肺欲辛。生於

肺如以縞裹紅。白當肺辛。諸氣者皆屬於肺。白脈之至

也喘而浮。上虛下實。驚有積氣在胸中。喘而虛名曰肺痹

寒熱得之醉而使內也。素五藏生成篇

故五氣入鼻藏於心肺。心肺有病而鼻為之不利也。素五藏別論

七月八月陰氣始殺人氣在肺。中肺者五日死。素診要經終論

肺氣盛則夢哭。肺脈搏堅而長當病唾血。其耎而散者當病

灌汗。右外以候肺內以候胸中。素脈要精微論

毛多胃少曰肺病。藏真高於肺，以行營衛陰陽也。胃之大絡名曰虛里，貫鬲絡肺，出於左乳下。肺見丙丁死。平肺脈來，厭厭聶聶，如落榆莢，曰肺平。秋以胃氣爲本。病肺脈來，不上不下，如循雞羽，曰肺病。死肺脈來，如物之浮，如風吹毛，曰肺死。素平人氣象論

秋脈者肺也。肺受氣於腎，傳之於肝，氣舍於脾，至心而死。弗治，病入舍於肺，名曰肺痹，發欬上氣。弗治，肺即傳而行之肝，病名曰肝痹，一名曰厥。腎因傳之心，心即復反傳而行之肺，發寒熱，法當三歲死。悲則肺氣乘矣。真肺脈至，大而虛，如以毛羽中人膚。色白赤不澤，毛折乃死。素玉機真藏論

天以候肺。中部之天。素三部九候論

是以夜行則喘出於腎，淫氣病肺。有所墮恐，喘出於肝，淫

注

氣歸心。脈氣流經。經氣歸於肺。肺朝百脈。輸精於皮毛。脾氣散精。
上歸於肺。通調水道。下輸膀胱。素經脈別論
肺主秋。手太陰陽明主治。肺苦氣上逆。急食苦以泄之。病在肺。愈
在冬。冬不愈。甚於夏。夏不死。持於長夏。起於秋。禁寒飲食寒衣。肺
病者。愈在壬癸。壬癸不愈。加於丙丁。丙丁不死。持於戊己。起於庚辛。
肺病者。下晡慧。日中甚。夜半靜。肺欲收。急食酸以收之。用酸補
之。辛寫之。肺病者。喘欬逆氣。肩背痛。汗出。尻陰股膝髀腨胻
足皆痛。虛則少氣不能報息。耳聾。嗌乾。肺色白。宜食苦。素
藏氣法時論
辛入肺。肺為欬。並於肺則悲。五精所并 而相并 肺惡寒。肺為涕。肺
藏魄。肺主皮。肺脈毛。素宣明五氣篇

氣虛者肺虛也。氣逆者足寒也。非其時則生。當其時則死。餘藏

皆如此。素通評虛實論

少陰脈貫腎絡於肺。素熱論

肺熱病者，先淅然厥，起毫毛，惡風寒，舌上黃，身熱。肺熱病者

右頰先赤。素刺熱篇

勞風發法在肺下。欬出青黃涕，其狀如膿，大如彈丸，從口中若鼻

中出。不出則傷肺。正偃則欬甚，上迫肺也。今氣上迫肺，心氣

不得下通。素評熱病論

夫起居如故而息有音者，此肺之絡脈逆也。素逆調論

注 33

腎

女子七歲腎氣盛。三七腎氣平均。丈夫八歲腎氣實。二八腎氣盛。三八腎氣平均。五八腎氣衰。七八腎藏衰形體皆極。腎者主水受五藏六府之精而藏之。故五藏盛乃能寫。

素上古天真論

此冬氣之應。養藏之道也。逆之則傷腎。逆冬氣則少陰不藏。腎氣獨（太素作濁）沈。素四氣調神大論

因而强力。腎氣乃傷。高骨乃壞。味過於甘。（太素甘作苦）心氣喘滿。色黑。腎氣不衡。素生氣通天論

北風生於冬。病在腎。俞在腰股。腰為陰。陰中之陰腎也。

北方黑色。入通於腎。開竅於二陰。藏精於腎。故病在谿。素金匱真言論

太素缺下有合字 其味鹹。其類水。其畜彘。其穀豆。其應四時。上為
辰星。其音羽。其數六。其臭腐。 素金匱真言論
皮毛生腎。鹹生腎。腎之生骨髓。腎主耳。恐傷腎。思勝恐。
雨氣通於腎。 素陰陽應象大論
肺之腎謂之重陰。腎之脾謂之辟陰。 素陰陽別論
腎者作強之官。伎巧出焉。 素靈蘭秘典論
腎者主蟄封藏之本。精之處也。其華在髮。其充在骨。
為陰中之少陰。通於冬氣。新校正少書作太 素六節藏象論
其主腎也。心 腎之合骨也。其榮髮也。其主脾也。腎欲鹹。 生於
腎如以縞裹紫。 黑當腎鹹。 是以頭痛巔疾。下虛上實。
過在足少陰巨陽。甚則入腎。 黑脈之至也上堅而大。有積

氣在小腹與陰。名曰腎痺。得之沐浴清水而臥。素五藏生成篇

十一月十二月冰復。地氣合。人氣在腎。中腎者七日死。所謂從者鬲與脾腎之處。素診要經終論

腰者腎之府。轉搖不能。腎將憊矣。腎脈搏堅而長。其色黃而赤者。當病折腰。其耎而散者。當病少血。肝與腎脈並至。其色蒼赤。當病毀傷。尺外以候腎。素脈要精微論

石多胃少曰腎病。藏真下於腎。腎藏骨髓之氣也。腎見戊己死。平腎脈來。喘喘累累如鉤。按之而堅。曰腎平。冬以胃氣為本。病腎脈來。如引葛。按之益堅。曰腎病。死腎脈來。發如奪索。辟辟如彈石。曰腎死。素平人氣象論

冬脈者腎也。腎受氣於肝。傳之於心。氣舍於肺。至脾

卅

而死。弗治。脾傳之腎。病名曰疝瘕。少腹冤熱而痛。出白。一名
曰蠱。當此之時。可按可藥。弗治。腎傳之心。病筋脈相引而急。病
名曰瘛。因而喜。大虛則腎氣乘矣。真腎脈至。搏而絕。如指彈
石辟辟然。色黑黃不澤。毛折乃死。素玉機真藏論
地以候腎。下部之地 素三部九候論
是以夜行則喘出於腎。淫氣病肺。度水跌仆。喘出於腎與骨。
陽并於上。四脈爭張。氣歸於腎。二陰搏至。腎沉不浮也。素經脈別論
腎主冬。足少陰太陽主治。腎苦燥。急食辛以潤之。病在腎。愈
在春。春不愈。甚於長夏。長夏不死。持於秋。起於冬。禁犯焠㶼熱
食溫炙衣。腎病者。愈在甲乙。甲乙不愈。甚於戊己。戊己不死。持
於庚辛。起於壬癸。腎病者。夜半慧。四季甚。下晡靜。腎欲

腎急，食苦以堅之，用苦補之，鹹寫之。腎病者，腹大脛腫，喘欬，身重，寢汗出，憎風。虛則胸中痛，大腹小腹痛，清厥，意不樂。腎色黑，宜食辛。素·藏氣法時論

鹹入腎。腎爲欠爲嚏。并於腎則恐。五精所并　而相并　腎惡燥。腎爲唾。

腎藏志。腎主骨。腎脈石。素·宣明五氣篇

少陰脈貫腎。素·熱論

腎熱病者，先腰痛，胻痠，苦渴數飲，身熱。腎熱病者，頤先赤。其熱病內連腎。七椎下間主腎熱。素·刺熱篇

有病腎風者，面胕痝然壅，害於言。素·評熱病論

是人者，素腎氣勝，以水爲事，太陽氣衰，腎脂枯不長。所以者腎　未而　者水也，而生於骨，腎不生則髓不能滿，故寒甚至骨也。腎孤藏也。

36

腎者水藏。主津液。主卧與喘也。素逆調論

府害空竅。素四氣調神大論

九竅

失之（生蒼天清淨之氣）則內閉九竅，外壅肌肉，衛氣散解。陽不
勝其陰，則五藏氣爭，九竅不通。素生氣通天論
開竅於目，藏精於肝。開竅於耳，藏精於心。開竅於口，
藏精於脾。開竅於鼻，藏精於肺。開竅於二陰，藏精
於腎。素金匱真言論
故清陽出上竅，濁陰出下竅。陰味出下竅，陽氣出上竅。九竅
為水注之氣。素陰陽應象大論
其氣九州九竅，皆通乎天氣。已又生氣通天論 素六節藏象論
外傷空竅肌膚。素移精變氣論
冬刺俞竅於分理。素診要經終論

37

其不及則令人九竅不通。脾脈 素玉機真藏論

九竅不利。腸胃之所生也。素通評虛實論

衛氣

失之（失者天清淨之氣）則內閉九竅○外壅肌肉○衛氣散解○（素生氣通天論）

此皆衛氣之所留止○邪氣之所客也○（素五藏生成篇）

是故天溫日明○則人血淖液而衛氣浮○天寒日陰○則人血凝泣而衛氣沈○月始生則血氣始精○衛氣始行○月郭空則肌肉減○經絡虛○衛氣去○形獨居○（素八正神明論）

水氣舍於皮膚之內○與衛氣并居○衛氣者晝日行於陽○夜行於陰○此氣得陽而外出○得陰而內薄○

俞穴

魄汗未盡。形弱而氣爍。穴俞以閉。素生氣通天論

病在肝。俞在頸項。病在心。俞在胸脅。病在肺。俞在肩背。

病在腎。俞在腰股。病在脾。俞在脊。素金匱真言論

太陽根起於至陰。在足小指外側 陽明根起於厲兌。在足大指次指之端 少陽

根起於竅陰。在足小指次指之端 太陰根起於隱白。在足大指端 少陰根起於

湧泉。在足心下踡指宛宛中 厥陰根起於大敦。在足大指之端三毛之盡 素陰陽離合論

故春刺散俞。及與分理。夏刺絡俞。冬刺俞竅於分理。素

診要經終論

表裏當俱寫。取之下俞。太陽藏獨至 當寫陽補陰。取之下俞。陽明藏獨至

蹻前卒大。取之下俞。少陽藏獨至 五脈氣少。胃氣不平。三陰也。宜治其

怔

下俞。調食和藥。治在下俞。一陰至 素經脈別論

欲知背俞。先度其兩乳間。中折之。更以他草度去半已。即以兩隅相拄也。乃舉以度其背。令其一隅居上。齊脊大椎。兩隅在下。當其下隅者。肺之俞也。復下一度。心之俞也。復下一度。左角肝之俞也。右角脾之俞也。復下一度。腎之俞也。是謂五藏之俞。灸刺之度也。素氣血形志篇

委亞治經俞。經俞。暴癰筋緛。隨分而痛。魄汗不盡。胞氣不足。治在經俞。少陰俞去脊椎三寸。素通評虛實論

熱病氣穴。三椎下間主胸中熱。四椎下間主鬲中熱。五椎下間主肝熱。六椎下間主脾熱。七椎下間主腎熱。素刺熱篇

腠理

營氣不從。逆於肉理。乃生癰腫。故風者百病之始也。清靜則肉腠閉拒。素生氣通天論

清陽發腠理。陽勝則身熱。腠理閉。素陰陽應象大論

故其民皆黑色疏理。故其民皆緻理而赤色。素異法方宜論

故春刺散俞及與分理。秋刺皮膚循理。冬刺俞竅於分理。素診要經終論

開腠理。致津液。通氣也。素藏氣法時論

正邪者。身形若用力汗出。腠理開。逢虛風。其中人也微。素八正神明論

此令人汗空疏。腠理閉。

肌肉

丈夫四八，肌肉滿壯。上古有真人者，肌肉若一。素上古天真論

失之（失養天清 淨之象）則肉閉九竅，外壅肌肉，衛氣散解。素生氣通天論

味過於鹹，大骨氣勞，短肌。素生氣通天論

是以知病之在肉也。謂脾病　素金匱真言論

脾生肉，肉生肺。在體為肉，在藏為脾。濕傷肉，風勝濕。甘傷肉，酸勝甘。其次治肌膚。地之濕氣，感則害皮肉筋脈。素陰陽應象大論

其充在肌。脾胃　素六節藏象論

脾之合肉也。多食酸，則肉胝𦢊而唇揭。黄當肉。素五藏生成篇

外傷空竅肌膚。素移精變氣論

18　141

骨肉相保。素湯液醪醴論

溢飲者渴暴多飲，而易入肌皮腸胃之外也。素脈要精微論

脾藏肌肉之氣也。素平人氣象論

大肉陷下。脫肉破䐃。真藏見。十月之內死。月當作日。素玉機真藏論

脫肉身不去者死。形肉已脫，九候雖調猶死。素三部九候論

善肌肉痿。脾病 素藏氣法時論

甘走肉。肉病無多食甘。陰病發於肉。脾主肉。久坐傷肉。素

宣明五氣篇

形樂志樂，病生於肉，治之以鍼石。素血氣形志篇

此皆絕皮傷肉，血氣爭黑。素寶命全形論

月郭滿則血氣實，肌肉堅；月郭空則肌肉減。素八正神明論

故五藏骨肉滑利。可以長久也。素通評虛實論

筋骨肌肉皆争氣以生。素太陰陽明論

此句亦見熱病篇

陽明主肉。其脈血氣盛。素陽明脈解篇

今邪氣交争於骨肉而得汗者。是邪却而精勝也。素評熱病論

逢風而如炙如火者。是人當肉爍也。人之肉苛者。雖近衣絮。猶尚苛也。榮衛俱虛。則不仁且不用。肉如故也。素逆調論

谿谷

故病在谿。谿謂腎病 太素谿下有谷字　素金匱真言論

谿谷屬骨。皆有所起。　素陰陽應象大論

此四支八谿之朝夕也。　人有大谷十二分。小谿三百五十四名。少

十二俞。素 五藏生成篇

脈　右經之脈浮沉遲數諸脈之分可隸者類之而脈者則歸診斷
脈脈俱不隸此門

陰不勝其陽。則脈流薄疾。　素生氣通天論

是以知病之在脈也。謂心病　素金匱真言論

厥氣上行。滿脈去形。　在體為脈。在藏為心。其次治筋脈。　地之

濕氣。感則害皮肉筋脈。　素陰陽應象大論

脈有陰陽。知陽者知陰。知陰者知陽。　素陰陽別論

其充在血脈。心　素六節藏象論

心之合脈也。　是故多食鹹。則脈凝泣而變色。　赤當脈。　諸脈

者皆屬於目。凝於脈者為泣。血　診病之始。五決為紀。欲知其始。

先建其母。所謂五決者五脈也。　夫脈之小大滑澀浮沉。可以指別。

能合脈色。可以萬全。　赤脈之至也。喘而堅。　白脈之至也。喘而浮。

青脈之至也長而左右彈。 黄脈之至也大而虚。 黒脈之至也上堅而大。
五藏生成篇
腦髓骨脈膽女子胞。此六者地氣之所生也。素五藏别論
上古使僦貸季理色脈而通神明。脈以應月。夫色之變化以應
四時之脈。素移精變氣論
五色脈變揆度奇恒道在於一。脈短氣絶死。搏脈痹躄寒熱
之交。脈孤為消氣。虚泄為奪血。素玉版論要篇
春刺夏分脈亂氣微。素診要經終論
切脈動静。 夫脈者血之府也。 四變之動脈與之上下。以春應中
規。夏應中矩。秋應中衡。冬應中權。 陰陽有時。與脈為期。期而
相失。知脈所分。分之有期。故知死時。微妙在脈。不可不察。察之有紀。

從陰陽始○ 脈合陰陽○ 是以特脈之逆靜為保○ 脈風成為癘○
有故病五藏發動○ 因傷脈色○ 微其脈小色不奪者○ 新病也○ 微
其脈不奪其色奪者○ 此久病也○ 微其脈與五色俱奪者○ 此久病也○
微其脈與五色俱不奪者○ 新病也○ 來疾去徐○ 上實下虛○ 來
徐去疾○ 上虛下實○ 諸過者切之○ 搏之至滑○ 脈氣少者○ 背脊病
而身有痛之○ 素脈要精微論
人一呼脈再動○ 一吸脈再動○ 呼吸定息脈五動○ 閏以太息○ 為平人
一呼脈一動○ 一吸脈一動○ 曰少氣○ 人一呼脈三動○ 一吸脈三動而躁○ 尺
熱曰病溫○ 尺不熱○ 脈滑曰病風○ 脈濇曰痺○ 人一呼脈四動以上曰死○
脈絕不至曰死○ 乍疏乍數曰死○ 心藏血脈之氣也○ 脈從陰陽病
易已○ 脈逆陰陽病難已○ 脈得四時之順曰病無他○ 脈反四時及不間

卌

藏曰難已。脈有逆從四時。未有藏形。春夏而脈瘦。秋冬而脈浮大。命曰逆四時也。風熱而脈靜。泄而脫血脈實。病在中脈虛。病在外脈濇堅者。皆難治。命曰反四時也。素平人氣象論

其脈絕不來。若人一息新校正云息當作呼五六至。其形肉不脫。真藏雖不見。猶死也。玉機真藏論

脈從四時。謂之可治。脈弱以滑。是有胃氣。命曰易治。脈實以堅。謂之益甚。脈逆四時。為不可治。春得肺脈。夏得腎脈。秋得心脈。冬得脾脈。其至皆懸絕沉濇者。命曰逆四時。未有藏形於春夏。而脈沉濇。秋冬而脈浮大。名曰逆四時也。病熱脈靜。泄而脈大。脫血而脈實。病在中脈實堅。病在外脈不實堅者。皆難治。素玉機真藏論

察九候獨小者病。獨大者病。

三部九候皆相失者死。獨疾者病。獨遲者病。獨熱者病。獨寒

者病。獨陷下者病。九候之相應也。上下若一。不得相失。一候後則病。二候後則病甚。三候後則病危。所謂後者。應不俱也。必先知經脈。然後知病脈。形肉已脫。九候雖調猶死。七診雖見。九候皆從者不死。素三部九候論

人之居處動靜勇怯。脈亦為之變乎。岐伯對曰。凡人之驚恐恚勞動靜。皆為變也。食氣入胃。濁氣歸心。淫精於脈。脈氣流經。經氣歸於肺。肺朝百脈。輸精於皮毛。毛脈合精。行氣於府。五脈氣少。胃氣不平。三陰也。陽并於上。四脈爭張。氣歸於腎。素經脈別論

五邪所見。春得秋脈。夏得冬脈。長夏得春脈。秋得夏脈。冬得長夏脈。是謂五邪。皆同命。死不治。依新校正　心主脈。素宣明五氣篇

形樂志苦，病生於脈，治之以灸刺。素問血氣形志篇

三部九候為之原。素八正神明論

夫邪之入於脈也，寒則血凝泣，暑則氣淖澤，虛邪因而入客，

亦如經水之得風也，經之動脈，其至也亦時隴起，其行於脈中

循循然。素離合真邪論

所謂重實者，言大熱病，氣熱脈滿，是謂重實。脈氣上虛尺

虛，是謂重虛。脈虛者，不象陰也。素通評虛實論

四支不得稟水穀氣，氣日以衰，脈道不利。足太陰者三陰

也，其脈貫胃屬脾絡嗌。素太陰陽明論

有病溫者，汗出輒復熱，而脈躁疾，不為汗衰。汗出而脈尚躁

盛者死。今脈不與汗相應，此不勝其病也。素評熱病論

陽明脉

女運五七陽明脉衰也　丈夫六八陽氣衰竭於上　王注陽氣上陽明之氣也　素上古天真論

三陽脈

女子六七三陽脈衰於上 素上古天真論

諸浮不躁者皆在陽。則為熱。其有躁者在手。 素脈要精微論

三陽經絡皆受其病。而未入於藏者。故可汗而已。 〇藏太素作府是 素熱論

肺皮毛

是以知病之在皮毛也〇謂肺病　素金匱真言論

肺生皮毛〇皮毛生腎〇　在體為皮毛〇在藏為肺〇　熱傷皮毛〇寒勝熱〇太素作燥傷皮毛熱勝燥　辛傷皮毛〇苦勝辛〇　故善治者治皮毛〇

素陰陽應象大論

其華在毛〇其充在皮〇肺　素六節藏象論

多食苦〇則皮槁而毛拔〇　素五藏生成篇

太陰　逆則面黑皮毛焦而終矣〇　素診要經終論

今風寒客於人〇使人毫毛畢直〇皮膚閉而為熱〇　素玉機真藏論

肺朝百脈〇輸精於皮毛〇　素經脈別論

髮

女子七歲腎氣盛。齒更髮長。四七筋骨堅。髮長極。五七陽明脈衰。面始焦。髮始墮。六七三陽脈衰於上。面皆焦。髮始白。丈夫八歲腎氣實。髮長齒更。五八腎氣衰。髮墮齒槁。六八陽氣衰竭於上。面焦。髮鬢頒白。八八則齒髮去。素上古天真論

其華在髮。腎　素六節藏象論

其榮髮也。腎　多食甘。則骨痛而髮落。素五藏生成篇

精

（丈夫）二八腎氣盛。天癸至。精氣溢寫。陰陽和。故能有子。（七八）天癸竭。精少。腎者主水。受五藏六府之精而藏之。

素上古天真論

陽氣者煩勞則張。精絶。風客淫氣。精乃亡。邪傷肝也。

素生氣通天論

夫精者身之本也。故藏於精者春不病溫。

素金匱真言論

氣歸精。精歸化。精食氣。化生精。氣傷精。精化爲氣。氣傷於味。精不足者補之以味。

素陰陽應象大論

腎者主蟄。封藏之本。精之處也。

素六節藏象論

所謂五藏者。藏精氣而不寫也。

素五藏別論

今精壞神去。榮衛不可復收。精氣弛壞。營泣衛除。故神

去之而病不愈之。藏精於內。精以時服。故精自生。素問湯液醪醴論

以長為短。以白為黑。如是則精衰矣。素問脈要精微論

驚而奪精。汗出於心。素問經脈別論

氣味合而服之。以補精益氣。素問藏氣法時論

精氣奪則虛。素問通評虛實論

人所以汗出者。皆生於穀。穀生於精。今邪氣交爭於骨肉而得汗者。是邪卻而精勝

也。精勝則當能食而不復熱。復熱者邪氣也。汗者精氣也。今

汗出而輒復熱者。是邪勝也。不能食者。精無俾也。巨陽引精

者三日。中年者五日。不精者七日。素問評熱病論

神

陽氣者。精則養神。素生氣通天論

玄生神。肝　素陰陽應象大論

心者。君主之官也。神明出焉。素靈蘭秘典論

神藏五。形藏四。
氣和而生。津液相成。神乃自生。心者生之本。神之變也。新校正變作處

素六節藏象論

得神者昌。失神者亡。十素移精變氣論

形弊血盡而功不立者何。岐伯曰。神不使也。今精壞神去。

榮衛不可復收。精氣弛壞。營泣衛除。故神去之而病不愈

也。素湯液醪醴論

神轉不回。回則不轉。乃失其機。素玉版論要篇　三西六四玉機真藏論

秋刺皮膚循理○上下同法○神變而止○素診要經終論

衣被不斂，言語善惡不避親疏者○此神明之亂也○頭傾視深精

神將奪矣○素脈要精微論

府精神明，留於四藏○素經脈別論

心藏神○素宣明五氣篇

一曰治神○素寶命全形論

故養神者，必知形之肥瘦○營衛血氣之盛衰○血氣者，人之神，不可

不謹養○素八正神明論

汗

冬三月此謂閉藏。無泄皮膚。素四氣調神大論

體若燔炭。汗出而散。汗出偏沮。使人偏枯。汗出見濕。乃生痤疿。

勞汗當風。寒薄為皶。鬱乃痤。素生氣通天論

汗不出而熱。陽勝　陰勝則身寒。汗出。陽之汗以天地之雨名之。

其有邪者。漬形以為汗。其在皮者汗而發之。素陰陽應象大論

陰争於内。陽擾於外。魄汗未藏。陽加於陰謂之汗。素陰陽別論

名曰厥病。女子同法。得之疾使四支汗出當風。素五藏生成篇

絕汗乃出。太陽脈　素診要經終論

其耎而散者。肺脈　當病灌汗。陽氣有餘。為身熱無汗。陰氣有餘為多汗身寒。陰陽有餘則無汗而寒。素脈要精微論

尺澀脈滑謂之多汗。素平人氣象論

身汗得後利。則實者活。素玉機真藏論

故飲食飽甚。汗出於胃。驚而奪精。汗出於心。持重遠行。汗出於腎。疾走

恐懼。汗出於肝。搖體勞苦。汗出於脾。厥氣留薄。發為白汗。素經脈別論

汗出。肺病 寢汗出。腎病 素藏氣法時論

心為汗。素宣明五氣篇

正邪者。身形若用力汗出。腠理開。逢虛風。其中人也微。素八正神明論

魄汗不盡。素通評虛實論

暑當與汗皆出。勿止。素熱論

甲乙大汗。肝熱 無汗。心熱 丙丁大汗。心熱 戊己大汗。脾熱 汗出而寒。肺熱 壬癸（庚辛）

大汗。肺熱 壬癸大汗。腎熱 諸汗者至其所勝日汗出也。 熱病始手

臂病者。刺手陽明太陰而汗出止。熱病始於頭首者。刺項太
陽而汗出止。熱病始於足脛者。刺足陽明而汗出止。　榮未交曰
今且得汗。待時而已。太陽少陽病也　素刺熱病
有病溫者。汗出輒復熱而脈躁疾。不為汗衰。　人所以汗出者。
皆生於穀。穀生於精。今邪氣交爭於骨肉而得汗者是
邪卻而精勝也。　汗者精氣也。今汗出而輒復熱者是邪勝也。
汗出而脈尚躁盛者死。今脈不與汗相應。此不勝其病也。　汗出而
身熱者風也。汗出而煩滿不解者厥也。病名曰風厥。　汗出手熱。風厥
陰虛者陽必湊之。故少氣時熱而汗出也。　素評熱病論
此令人汗空疏。腠理開。因得秋氣。汗出遇風。瘧

筋骨

（女子）四七筋骨堅。（丈夫）三八筋骨勁强。四八筋骨隆盛。今五藏皆衰。筋骨解墮。 素上古天真論

是故暮而收拒。無擾筋骨。 素生氣通天論

諸癰腫筋攣骨痛。此皆安生。岐伯曰。此寒氣之腫。八風之變也。 素脈要精微論

筋骨肌肉皆無氣以生。 素太陰陽明論

筋

丈夫七八肝氣衰。筋不能動。素上古天真論

溼熱不攘。大筋緛短。小筋弛長。有傷於筋。縱其若不容。靈大惑

滿因五
文大惑

陽氣者。精則養神。柔則養筋。因而飽食。筋脈橫解。味過於辛。筋脈沮弛。素生氣通天論

是以知病之在筋也。謂肝病　素金匱真言論

肝生筋。筋生心。在體為筋。在藏為肝。風傷筋。酸傷筋。

其次治筋脈。地之溼氣。感則害皮肉筋脈。素陰陽應象大論

其充在筋。肝　素六節藏象論

肝之合筋也。多食辛。則筋急而爪枯。青當筋。諸筋者皆屬於節。素五藏生成論

春刺秋分。筋攣。素診要經終論

膝者筋之府。屈伸不能。行則僂附。筋將憊矣。諸癰腫筋攣

骨痛。此皆安生。岐伯曰。此寒氣之腫。八風之變也。素脈要精微論

肝藏筋膜之氣也。素平人氣象論

食氣入胃。散精於肝。淫氣於筋。素經脈別論

酸走筋。筋病無多食酸。肝主筋。久行傷筋。素宣明五氣篇

形苦志樂。病生於筋。治之以熨引。素血氣形志篇

暴癰筋緛。隨分而痛。緛太素甲乙作濡 素通評虛實論

骨

因而强力，腎氣乃傷，高骨乃壞。味過於鹹，大骨氣勞。素生氣通天論

是以知病之在骨也。病謂腎　素金匱真言論

腎生骨髓。在體為骨，在藏為腎。素陰陽應象大論

其充在骨。骨　素六節藏象論

腎之合骨也。多食甘，則骨痛而髮落。黑當骨。素五藏生成論

腦髓骨脈膽女子胞，此六者地氣之所生也。素五藏別論

骨肉相保。素湯液醪醴論

脈亂氣微，入淫骨髓。素診要經終論

骨者髓之府，不能久立，行則振掉，骨將憊矣。冬日在骨。蟄蟲周密

周密。諸癰腫筋攣骨痛。此皆安生。岐伯曰。此寒氣之腫。

八風之變也。諸細而沉者皆在陰。則為骨痛。按之至骨。脈氣少者。

腰脊痛而身有痹也。素脈要精微論

腎藏骨髓之氣也。素平人氣象論

大骨枯槁。素玉機真藏論

度水跌仆。喘出於腎與骨。素經脈別論

苦走骨。骨病無多食苦。 陰病發於骨。 腎主骨。 久立

傷骨。素宣明五氣篇

留淫日深。著於骨髓。素寶命全形論

以身之虛而逢天之虛。兩虛相感。其氣至骨。素八正神明論

故五藏骨肉滑利。可以長久也。 大骨之會。素通評虛實論

熱病先身重骨痛，耳聾好瞑。刺足少陰。（素刺熱篇）

今邪氣交爭於骨肉而得汗者，是邪卻而精勝也。（素評熱病論）

腎者水也，而生於骨。腎不生則髓不能滿，故寒甚至骨也。病名曰骨痹，是人當攣節也。（素逆調論）

陰氣勝則骨寒而痛。

首

因於溼首如裹。素生氣通天論

故春氣者病在頭。素金匱真言論

惟賢人上配天以養頭。素陰陽應象大論

五月六月天氣盛地氣高人氣在頭。素診要經終論

頭者精明之府頭傾視深精神將奪矣。素脈要精微論

脈實滿手足寒頭熱如此者春秋則生冬夏則死。素通評虛實論

故陰氣從足上行至頭而下行循臂至指端陽氣從手上行至頭而下行至足。土者生萬物而法天地故上下至頭足。素太陰陽明論

傷寒一日巨陽受之故頭項痛。素熱論

其逆則頭痛員員。脈引衝頭也。脾熱病者先頭重。熱病

治於頭首者○刺項太陽而汗出止○素刺熱一篇

時熱從胸背上至頭○膺　素評熱病論

巨陽主知膂背頭項痛○

頸項

東風生於春，病在肝，俞在頸項。素金匱真言論

推而下之，上而不下，頭項痛也。按中 素脈要精微論

頸脈動喘疾欬，曰水。素平人氣象論

胸中氣滿，喘息不便，內痛引肩項，期一月死。素玉機真藏論

傷寒一日，巨陽受之，故頭項痛。素熱論

熱爭則項痛而強。腎熱 其逆則項痛員員澹澹然。腎熱 熱病始於頭首者，刺項太陽而汗出止。項上三椎陷者中也。素刺熱篇

巨陽者則膂背頸項痛。

面

女子五七陽明脈衰。面始焦。　六七三陽脈衰於上。面皆焦。

丈夫六八陽氣衰竭於上。面焦。　素上古天真論

其華在面。心　素六節藏象論

面黃目青。面黃目赤。面黃目白。面黃目黑。者皆不死也。面青目赤。面赤目白。面青目黑。面黑目白。面赤目青。皆死也。　素五藏生成篇

色夭面脫不治。　素玉版論要篇

少陰終者面黑。　逆則面赤。不逆則上下不通。不通則面黑皮毛焦而終矣。　素診要經終論

面腫曰風。　素平人氣象論

卅　62

面赤○心熱　素刺熱篇

有病腎風者○面胕痝然○素評熱病論

耳閉不可以聽。素生氣通天論

耳

南方赤色，入通於心，開竅於耳。素金匱真言論

腎主耳。在竅為耳。腎　素陰陽應象大論

徇蒙招尤，目冥耳聾，下實上虛，過在足少陽厥陰，甚則入肝。素五藏生成篇

少陽終者，耳聾。素診要經終論

上部人，耳前之動脈。素三部九候論

其脈循脅絡於耳，故胸脅痛而耳聾。足少陽　素熱論

目盲不可以視。生氣通天論

目

東方青色。入通於肝。開竅於目。素金匱真言論

肝主目。在竅為目。肝 素陰陽應象大論

諸脈者皆屬於目。徇蒙招尤。目瞑耳聾。下實上虛。過在

足少陽厥陰。甚則入肝。面黃目青。面黃目赤。面黃目白。面

黃目黑者。皆不死也。面青目赤。面赤目白。面青目黑。面黑

目白。面赤目青。皆死也。素五藏生成篇

太陽之脈其終也戴眼。王注睛不轉而仰視 目睘絕系。終少陽 口目動作。終陽明 素

診要經終論

目裹微腫如臥蠶起之狀曰水。目黃者曰黃疸。素平人氣象論

目匡陷。真藏見。目不見人立死。其見人者。至其所不勝之時則死。素

玉機真藏論

目內陷者死。足太陽氣絶者，其足不可屈伸，死必戴眼。瞳子高者太陽不足，戴眼者太陽已絶。素三部九候論

虛則目睆睆無所見。肝方 素藏氣法時論

其脈俠鼻絡於目，故身熱目疼而鼻乾，不得臥也。足陽明 素熱論

目下腫。胃風 諸有水氣者，微腫先見於目下也。水者陰也，目下亦陰也。腹者至陰之所居，故水在腹者，必使目下腫也。素評熱病論

[illegible]傷風寒傳為鼽衄
素[illegible]生氣通天論

鼻

西方白色，入通於肺，開竅於鼻。 素金匱真言論

肺主鼻。 在竅為鼻。肺 素陰陽應象大論

五氣入鼻，藏於心肺。 素六節藏象論

故五氣入鼻，藏於心肺，心肺有病，而鼻為之不利也。 素五藏別論

其脈俠鼻絡於目，故身熱目疼而鼻乾。 素熱論

脾熱病者，鼻先赤。 素刺熱論

從口中若鼻中出。涕 素評熱病論

口

中央黄色，入通於脾，開竅於口。素金匱真言論

脾主口。在竅爲口。脾　素陰陽應象大論

五味入口，藏於腸胃。素六節藏象論

口目動作。素診要經終論

地以候口齒之氣。上部之地　素三部九候論

故口燥（太素作熱）舌乾而渴。病少陰　巨陽與少陰俱病，則頭痛口乾而煩滿。

素熱論

從口中若鼻中出。涕　口乾苦渴。腎風　真氣上逆，故口苦舌乾。

素評熱病論

脾舌

故病在舌本○謂脾 素金匱真言論

心主舌○ 在竅為舌○心 素陰陽應象大論

甚則舌卷卵上縮而終矣○厥陰 素診要經終論

心脈搏堅而長○當病舌卷不能言○ 素脈要精微論

取足經少陰太陽舌下血者○心病 素藏氣法時論

少陰脈貫腎絡於肺○繫舌本○故口燥舌乾而渴○ 舌乾已而嚏○

少陰病熱 素熱論

舌上黃○肝熱 素刺熱篇

真氣上逆○故口苦舌乾○ 素評熱病論

67

齒

女子七歲腎氣盛。齒更髮長。三七腎氣平均。故真牙生而長極。丈夫八歲腎氣實。髮長齒更。三八腎氣平均。筋骨勁强。故真牙生而長極。五八腎氣衰。髮墮齒槁。八八則齒髮去。素上古天真論

汗不出而熱。齒乾。陽勝　素陰陽應象大論

少陰終者。面黑。齒長而垢。素診要經終論

地以候口齒之氣。上部之地　素三部九候論

下牙車齒腫痛。素刺熱論

肩

西風生於秋。病在肺。俞在肩背。　秋氣者病在肩背。　素金匱真言論

背曲肩隨。府將壞矣。　素脈要精微論

寸口脈中手促上擊者曰肩背痛。　素平人氣象論

胸中氣滿喘息不便。內痛引肩項。期一月死。　肩髓內消。

習扶當墨也　素玉機真藏論

膺背肩甲間痛。心病　肩背痛。肺病　素藏氣法時論

喘鳴肩息者。脈實大也。緩則生。急則死。　刺手太陰絡脈者。

大骨之會各三。振痛注大骨會肩也　素通評虛實論

背

西風生於秋，病在肺俞，在肩背。秋氣者病在肩背。背為陽。故病在背。謂肺病 素金匱真言論

二陽一陰發病，主驚駭，背痛。素陰陽別論

背者胸中之府，背曲肩隨，府將壞矣。素脈要精微論

寸口脈中手促上擊者，曰肩背痛。素平人氣象論

其不及則令人胸痛引背。者脈不及 太過則令人逆氣而背痛慍慍然。素玉機真藏論

膺背肩甲間痛。心痛 肩背痛。肺病 素藏氣法時論

痛走胸膺背。肺熱 素刺熱篇

肘熱從胸背上至頭。胃風 素評熱病論

170

巨陽虛則頭背頸項痛

脊

中央爲土，病在脾，俞在脊。素金匱真言論

按之至骨，脈氣少者，腰脊痛而身有痺也。素脈要精微論

脊脈痛而少氣不欲言。冬脈太過 脊中痛。冬脈不及 素玉機真藏論

少陰俞去脊椎三寸。素通評虛實論

傷寒一日巨陽受之，故頭項痛，腰脊強。素熱論

腰脊俱痛。靈

胸膺

南風生於夏。病在心。俞在胸脇。仲夏善病胸脇。素金匱真言論

欬嗽上氣。厥在胸中。過在手陽明太陰。藏之積氣在胸中。喘而虛。素五藏生成論

凡刺胸腹者。必避五藏。刺胸腹者。必以布憿著之。乃從單布上刺。素診要經終論

背者胸中之府。背曲肩隨。府將壞矣。右外以候脇。內以候胸中。上竟上者。胸喉中事也。素脈要精微論

其不及則令人胸痛引背。素脈不及 胸中氣滿。素玉機真藏論

形瘦脈大。胸中多氣者死。此以候胸中之氣。中部之地 素三部九候論

心痛者胸中痛。 素刺胸脇大。心 素刺胸中痛。腎病論 素藏氣法時

胸脅痛而耳聾。足少陽 素熱論

痛走胸膺背。肺熱 熱病先胸脅痛。手足躁。刺足少陽。補足太陰。 熱

病先眩冒而熱。胸脅滿。刺足少陰少陽。 三椎下間主胸中

熱。 素刺熱論

肝熱病胸背上至頭。腎 素評熱病論

脅

南風生於夏，病在心，俞在胸脅。仲夏善病胸脅。素金匱真言論

腹滿䐜脹，支鬲胠脇，下厥上冒，過在足太陰陽明。素五藏生成篇

當病墜若搏，因血在脅下，令人喘逆。尺內兩傍，則季脅也。素脈要精微論

寸口脈沈而橫，曰脅下有積。素平人氣象論

下則兩脅胠滿。肝脈不及 病名曰肝痹，一名曰厥，脅痛出食。素玉機真藏論

肝病者，兩脅下痛引少腹。脅支滿，脅下痛。心痛 脅下與背相引而痛。心痛 素藏氣法時論

其脈循脅絡於耳，故胸脅痛而耳聾。少陽 素熱論

脅滿痛。肝熱 熱病先胸脅痛，手足躁，刺足少陽，補足太陰。

熱病先眩冒而熱。胸脅滿。刺足少陰少陽。　顴後為脅痛。素

刺熱篇

膂

北風生於冬。病在腎。俞在膂脰。素金匱真言論

膂者腎之府。轉揺不能。腎將憊矣。腎脈搏堅而長。其色黃

而赤者。當病折膂。下竟下者。少腹膂股膝脛足中事也。

推而上之。下而不上。膂足清也。依甲乙診 按之至骨。脈氣少者。膂脊痛

而身有痺也。素脈要精微論

脅下與膂相引而痛。心者 素藏氣法時論

傷寒一日。巨陽受之。故頭項痛。膂脊强。素熱論

腰脊俱痛。瘧 巨陽虛則腰背頭項痛。

腹

腹爲陰。素金匱真言論

腹滿䐜脹。支鬲胠脇。下厥上冒。過在足太陰陽明。有積氣在腹中。有厥氣名曰厥疝。素五藏生成篇

凡刺胸腹者。必避五藏。刺胸腹者。必以布憿著之。乃從單布上刺。腹脹閉上下不通而終矣。少陰終 腹脹閉不得息。太陰終 素診要經終論

尺裏以候腹。推而外之。内而不外。有心腹積也。素脈要精微論

寸口脈沈而横。曰胸下有積。腹中有横積痛。素平人氣象論

肝傳之脾。病名曰脾風。發癉。腹中熱。脇内痛。腹脹。五實之一 素玉機真藏論

素問胸腹大。心痛 素問腹滿腸鳴。脾病 胃病者腹大脛脹。大腹

小腹痛。腎病者 素藏氣法時論

腹暴滿，按之不下。素通評虛實論

太陰脈布胃中，絡於嗌，故腹滿而嗌乾。十日太陰病衰，腹減如故。

素熱論

腹中鳴。風胃 腹者至陰之所居，故水在腹者，必使目下腫也。腹

中鳴者，病本於胃也。素評熱病論

股

北風生於冬○病在腎○俞在腰股○ 素金匱真言論

下竟下者○少腹腰股膝脛足中事也○ 素脈要精微論

尻陰股膝髀腨胻足皆痛○肺病 素藏氣法時論

四支

營氣者病在四支。素金匱真言論

清陽實四支。地不滿東南，故東南方陽也，而人左手足不如右強也。素陰陽應象大論

三陽三陰發病，為偏枯痿易，四支不舉。結陽者腫四支。素陰陽別論

此四支八谿之朝夕也。名曰厥疝，女子同法，得之疾使四支汗出當風。素五藏生成篇

此四極急而動中。微動四極。素湯液醪醴論

太過則令人四支不舉。脾。素玉機真藏論

脈實滿，手足寒，頭熱，何如？岐伯曰：春秋則生，冬夏則死。通評

從者手足溫也。所謂逆者，手足寒也。素通評虛實論

脾病而四支不用何也。岐伯曰：四支皆稟氣於胃，而不得至經，必因於脾，乃得稟也。今脾病不能為胃行其津液，四支不得稟水穀氣，氣日以衰，脈道不利，筋骨肌肉皆無氣以生，故不用焉。素太陰陽明論

四支者諸陽之本也。陽盛則四支實，實則能登高也。素陽明脈解篇

手足躁。熱所

熱病先胸脅痛，手足躁。刺足少陽，補足太陰。素刺熱篇

人有四支熱，逢風寒如炙如火者，何也。岐伯曰：是人者陰氣虛，陽氣盛。四支者陽也，兩陽相得，而陰氣虛少，少水不能滅盛火，而陽獨治。素逆調論

二陰

北方黑色○入通於腎○開竅於二陰○素金匱真言論

有積氣在小腹與陰○名曰腎痹○得之沐浴清水而臥○素五藏生成篇

衝任

女子二七而天癸至。任脈通。太衝脈盛。七七任脈虚。太衝脈衰少。

素上古天真論

83

79

月事

女子二七而天癸至。任脈通。太衝脈盛。月事以時下。故有子。七七任脈虛。太衝脈衰少。天癸竭。地道不通。故形壞而無子也。素上古天真論

二陽之病發心脾。有不得隱曲。女子不月。素陰陽別論

風氣之病。及經月之病。似七診而病而非也。素三部九候論

月事不來。胞閉　月事不來者。胞脈閉也。胞脈者屬心而絡於胞中。今氣上迫肺。心氣不得下通。故月事不來也。素評熱病論

80

此皆治之方傳於暑○處

81

風

勞汗當風，寒薄為皶，鬱乃痤。故風者百病之始也，清靜則肉腠閉拒。風寒淫氣，精乃亡，邪傷肝也。因於露風，乃生寒熱。是以春傷於風，邪氣留連，乃為洞泄。素生氣通天論

八風發邪，以為經風，觸五藏，邪氣發病。東風生於春，病在肝，俞在頸項。南風生於夏，病在心，俞在胸脅。西風生於秋，病在肺，俞在肩背。北風生於冬，病在腎，俞在腰股。中央為土，病在脾，俞在脊。素金匱真言論

風勝則動。太素作風勝則腫　春傷於風，夏生飧泄。東方生風，風生木。神在天為風，在地為木。風傷筋，燥勝風。風勝溼。風氣通於肝。陽之氣，以天地之疾風名之。故邪風之至，疾如風雨。

素陰陽應象大論

臥出而風吹之，血凝於膚者為痹，凝於脈者為泣，凝於足者為厥。名曰厥疝（女子同法），得之疾使四支汗出當風。素五藏生成篇

其民陵居而多風，風寒冰冽。素异法方宜論

賊風数至，虚邪朝夕，八風六合，不離其常。湯液十日以去八風五痹之病。素移精變氣論

八風四時之勝，終而復始。素玉版論要篇

風成為寒熱，久風為飧泄，脈風成為癘。此寒氣之腫，八風之變也。上盛下虚為惡風之始，中惡風者陽氣受也。素脈要精微論

脈滑曰病風，脈滑曰風，面腫曰風，風熱而脈靜，難治。素平人氣象鬱論

是故風者百病之長也。今風寒客於人，使人毫毛畢直，皮膚

閉而為熱。肝傳之脾，病名曰脾風。素玉機真藏論

病風者以日夕死。風氣之病，及經月之病，似七診之病而非也。素三部九候論

禁當風。肝病　憎風。腎病　素藏氣法時論

肝惡風。素宣明五氣篇

八正者，所以候八風之虛邪以時至者也。正邪者，身形若用力汗出，腠理開，逢虛風。其中人也微。素八正神明論

卒風暴起，則經水波涌而隴起。素離合真邪論

乳子中風熱，喘鳴肩息者，脈何如？岐伯曰：喘鳴肩息者，脈實大也。緩則生，急則死。　跖跛，寒風濕之病也。素通評虛實論

故犯賊風虛邪者，陽受之。　故陽受風氣。　故傷於風者，上先受之。素太陰陽明論

汗出而身熱者風也。勞風法在肺下。其為病也，使人强上冥視。唾出若涕，惡風而振寒，此為勞風之病。有病腎風者，面胕痝然壅，害於言。病名曰風水。素評熱病論

逢風而如炙如火者。是人當肉爍也。素逆調論

夫痎瘧皆生於風。汗出遇風。

86

寒

閉塞不得。寒氣從之。乃生大僂。　冬傷於寒。春必溫
病。　素生氣通天論
長夏善病洞泄寒中。　素金匱真言論
陰勝則寒。　重熱則寒。　寒傷形。　寒勝則浮。浮太素作胕　故曰
冬傷於寒。春必溫病。　北方生寒。寒生水。　其在天為寒。在地為
水。　寒傷血。血太素作骨　燥勝寒。　陰勝則身寒。汗出。身常清。數慄
而寒。寒則厥。　素陰陽應象大論
風寒冰冽。　藏寒生滿病。　素異法方宜論
動作以避寒。　素移精變氣論
秋刺冬分。病不已。令人洒洒時寒。　素診要經終論

21

此寒氣之腫○八風之變也○陰氣有餘○爲多汗身寒○陰陽有餘○

則無汗而寒○素脉要精微論

尺寒脉細○謂之後泄○素平人氣象論

今風寒客於人○使人毫毛畢直○皮膚閉而爲熱○素玉機真藏論

獨寒者病○脉 素三部九候論

肺惡寒○素宣明五氣篇

是以天寒無刺○素八正神明論

天寒地凍○則經水凝泣○寒則血凝泣○素離合真邪論

寒氣暴上○脉滿而實○何如○岐伯曰○實而滑則生○實而逆則死○蹠

跛寒風溼之病也○素通評虛實論

汗出而寒○熱肺 素刺熱論

惡風而振寒。 素評熱病論

人身非衣寒也。中非有寒氣也。寒從中生者何。岐伯曰。是人多痹氣也。陽氣少陰氣多。故身寒如從水中出。

人有身寒。湯火不能熱。厚衣不能溫。然不凍慄。是為何病。岐伯曰。是人者。素腎氣勝。以水為事。太陽氣衰。腎脂枯不長。此下衍文之分去一句脫 腎者水也。而生於骨。腎不生則髓不能滿。故寒甚至骨也。 素逆調論

寒慄鼓頷 瘧

陽明虛則寒慄鼓頷也。

陰氣勝則骨寒而痛。寒生於內。故中外皆寒。

寒熱

因於露風，乃生寒熱。素生氣通天論

寒極生熱，熱極生寒。寒氣生濁，熱氣生清。此言正氣 陽勝則熱，陰勝則寒。重寒則熱，重熱則寒。水穀之寒熱，感則害於六府。素陰陽應象大論

三陽為病發寒熱。素陰陽別論

發有積氣在胸中，喘而氣逆，名曰肺痹，寒熱。素五藏生成篇

故其病多癰腫寒熱。素異法方宜論

搏脈痹躄，寒熱之交。素玉版論要篇

風成為寒熱。沈細數散者，寒熱也。素脈要精微論

寸口脈沈而喘，曰寒熱。素平人氣象論

86

21

腎因傳之心，心即復反傳而行之肺，發寒熱，法當三歲死。素玉機真藏論

是故寒熱病者，以平旦死。素三部九候論

夫邪去絡入於經也，舍於血脈之中，其寒溫未相得，如涌波之起也。

時來時去，故不常在。素離合真邪論

脈實滿，手足寒，頭熱，何如？岐伯曰：春秋則生，冬夏則死。腸澼便血

何如？岐伯曰：身熱則死，寒則生。素通評虛實論

寒去則內外皆熱。瘧

暑

因於暑。汗。煩則喘喝。靜則多言。素生氣通天論

夏傷於暑。秋必痎瘧。素陰陽應象大論

陰居以避暑。素移精變氣論

彼春之暖。為夏之暑。素脈要精微論

天暑地熱。經水沸溢。暑則氣淖澤。素離合真邪論

凡病傷寒而成溫者。先夏至日者為病溫。後夏至日者為病暑。

暑當與汗皆出。勿止。素熱論

此皆得之夏傷於暑。瘧

211　87

溼

因於溼，首如裹。汗出見溼，乃生痤痱。秋傷於溼，上逆而欬。

素生氣通天論

溼勝則濡寫。六素寫字　秋傷於溼，冬生欬嗽。中央生溼，溼生土。其在天為溼，在地為土。溼傷肉，風勝溼。地之溼氣感則害皮肉筋脈。素陰陽應象大論

中央者其地平以溼。素異法方宜論

聲如從室中言，是中氣之溼也。當病數傷，不見血，已見血，溼若中水也。素脈要精微論

脾苦溼，急食苦以燥之。禁溼衣飽衣溼地濡衣。脾病 素藏氣法時論

脾惡溼。素宣明五氣篇

蹠跛，寒風濕之病也。素問通評虛實論

陰受濕氣。傷於濕者，下先受之。素太陰陽明論

温

冬傷於寒。春必温病。素生氣通天論

故藏於精者春不病温。素金匱真言論

故曰冬傷於寒。春必温病。素陰陽應象大論

二陽俱搏。其病温。死不治。素陰陽別論

病温虛甚死。素玉版論要篇

尺熱曰病温。素平人氣象論

凡病傷寒而成温者。先夏至日者為病温。後夏至日者為病暑。

素熱論

有病温者。汗出輒復熱而脈躁疾。不為汗衰。素評熱病論

人身非常温也。素逆調論

11　89

瘧

逆之氣（逆）夏則傷心。秋爲痎瘧。素上古天真論

魄汗未盡。形弱而氣爍。穴俞以閉。發爲風瘧。夏傷於暑。秋爲

痎瘧。素生氣通天論

秋善病風瘧。素金匱真言論　夏暑汗不出者。秋成風瘧。

夏傷於暑。秋必痎瘧。素陰陽應象大論

夫痎瘧皆生於風。瘧之始發也。先起於毫毛。伸欠乃作。

28　90

欬嗽

秋傷於溼。上逆而欬。素生氣通天論

秋傷於溼。冬生欬嗽。在變動為欬。肺 素陰陽應象大論

一陽發病。少氣。善欬。善泄。素陰陽別論

欬嗽上氣。厥在胷中。過在手陽明太陰。甲乙厥作病 素五藏生成篇

逆氣環為欬嗽。素診要經終論

頸脈動喘疾欬曰水。素平人氣象論

上氣欬唾。肩脈不及 呼吸少氣而欬。秋脈不及 病入舍於肺。名曰肺痹。發欬上氣。素玉機真藏論

肺病者喘欬逆氣。腎病者腹大脛腫。喘欬。素藏氣法時論

肺為欬。素宣明五氣篇

熱爭則喘欬〇 肺熱 素刺熱篇

欬出青黃涕〇 不能正偃〇 正偃則欬〇 正偃則欬甚〇 上迫肺也〇

正偃則欬出清水也〇 臥則欬〇 驚則欬甚也〇 水病 素評熱病論

而古代医家称之为绝汗或脱汗——魄汗。此其大略

要分清纵偏，其色白也绝汗不止，《灵枢·经脉》篇而

[illegible]

厥气留薄，发为白汗」以《素问·经脉别论》之：

一阴至厥阴之治也，真虚痛心，厥气留薄，发

为白汗。

12

92

氣逆

因而大飲則氣逆。素生氣通天論

逆氣象陽。素陰陽應象大論

逆氣環為欬嗽嘔則逆逆則面赤。素診要經終論

當病墜若搏因血在脅下令人喘逆。素脈要精微論

太過則令人逆氣而背痛慍慍然秋脈。素玉機真藏論

太陽藏獨至厥喘虛氣逆是陰不足陽有餘也。素經脈別論

肺苦氣上逆。急食苦以泄之。氣逆則頭痛耳聾不聰頰腫。肝氣逆

肺病者喘欬逆氣。素藏氣法時論

胃為氣逆為噦為恐。素宣明五氣篇

氣逆者足寒也。凡治消癉仆擊偏枯痿厥氣滿發逆肥貴

193

△以高梁之疾也○素通評虛實論

氣逆則庚辛死○肝熱 氣逆則壬癸死○心熱 氣逆則甲乙死○脾熱 氣逆則

丙丁死○肺熱 氣逆則戊己死○腎熱 素刺熱論

真氣上逆○故口苦舌乾○素評熱病論

△有逆氣不得臥而息有音者○素逆調論

衄血

故春善病衄血　金匱真言論

煎厥

陽氣者煩勞則張。精絶。辟積於夏。使人煎厥。素生氣通天論

薄厥

陽氣者。大怒則形氣絶而血菀於上。使人薄厥。素生氣通天論

痿厥

逆之〔逆冬氣〕則傷腎。春為痿厥。素四氣調神大論

秋傷於濕。上逆而欬。發為痿厥。素生氣通天論

三陽為病發寒熱。下為癰腫。及為痿厥腨痛。素陰陽別論

故其病多痿厥寒熱。素異法方宜論

凡治消癉、仆擊、偏枯、痿厥、氣滿發逆。肥貴人則高梁之疾也。

素通評虛實論

31　97

痿

濕熱不攘。大筋緛短。小筋弛長。緛短為拘。弛長為痿。素生氣通天論

三陽三陰發病。為偏枯痿易。素陰陽別論

善肌肉痿。脾病　素藏氣法時論

痹厥

冬善病痹厥。素金匱真言論

血行而不得反其空，故为痹厥也。素五藏生成篇

偏枯

汗出偏沮，使人偏枯。素生氣通天論

三陽三陰發病，為偏枯痿易。素陰陽別論

凡治消癉、仆擊、偏枯、痿厥、氣滿發逆，肥貴人則高粱之疾也。素通評虛實論

僂

開闔不得，寒氣從之，乃生大僂。素生氣通天論

行則僂附，筋將憊矣。素脈要精微論

傷食

因而飽食。筋脈橫解。腸澼為痔。素生氣通天論

其耎而散者。胃脈當病食痺。素脈要精微論

諸遺者熱甚而強食之。故有所遺也　多食則遺　素熱論

傷飲

因而大飲，則氣逆。素生氣通天論

其耎而散（肝脈）色澤者，當病溢飲，溢飲者，渴暴多飲而易入肌皮腸胃之外也。素脈要精微論

102-1

腫

因於氣為腫。四維相代。陽氣乃竭。素生氣通天論

氣傷痛。形傷腫。故先痛而後腫者。氣傷形也。先腫而後痛者。形傷氣也。熱勝則腫。素陰陽應象大論

結陽者腫四支。陰陽結斜。陰多陽少曰石水。少腹腫。素陰陽別論

剌腫搖鍼。經刺勿搖。素診要經終論

色不澤者。當病足䯒腫。若水狀也。諸癰腫。筋攣。骨痛。此皆安生。岐伯曰。此寒氣之腫。八風之變也。素脈要精微論

目裹微腫。如臥蠶起之狀曰水。面腫曰風。足脛腫曰水。素平人氣象論

或痺不仁腫痛。當是之時。可湯熨及火灸刺而去之。素玉機真藏論

目下腫。胃風　諸有水氣者。微腫先見於目下也。水者陰也。目下亦陰也。腹者至陰之所居。故水在腹者。必使目下腫也。素評熱病論

泄瀉

逆之氣逆秋則傷肺，冬爲飱泄。素四氣調神大論

是以春傷於風，邪氣留連，乃爲洞泄。素生氣通天論

長夏善病洞泄寒中。素金匱真言論

清氣在下則生飱泄。濕勝則濡寫。春傷於風，夏生飱泄。素陰陽應象大論

一陽發病，少氣善欬善泄。素陰陽别論

虛泄爲奪血。太素泄上有如字　素玉版論要

胃脉實則脹，虛則泄。久風爲飱泄。數動一代者，病在陽之脉也，泄及便膿血。素脉要精微論

尺寒脉細，謂之後泄。泄而脫血脉實，難治。素平人氣象論

泄而脉大，難治。漿粥入胃，泄注止，則虛者活。素玉機真藏論

飧泄，食不化。脾虛 素藏氣法時論

大腸小腸為泄。素宣明五氣篇

入五藏則䐜滿閉塞，下為飧泄。素太陰陽明論

腸滿泄。脾熱 素刺熱篇

隔塞不便

故陽畜積病死，而陽氣當隔，隔者當寫。素生氣通天論

其傳爲隔。三陽結謂之隔。三陽謂小腸膀胱 太素三作二 素陰陽別論

隔塞閉絶，上下不通，則暴憂之病也。暴厥而聾，偏塞閉不通，内氣暴薄也。素通評虚實論

食不下者，胃脘隔也。素評熱病論

善畏

俞氣化薄。傳為善畏。素生氣通天論

并於脾則畏。五精虛而相并　素宣明五氣篇

21　106

驚駭

肝氣化薄。傳為善畏。及為驚駭。素生氣通天論

其病發驚駭。謂東方木病　素金匱真言論

二陽一陰發病。主驚駭。素陰陽別論

驚者積氣在胸中。素五藏生成篇

令人時驚又且哭。善驚妄言。陽明終　素診要經終論

凡人之驚恐恚勞動靜。皆為變也。脈為之變　有所驚恐。喘出於肺。

淫氣傷心。驚而奪精。汗出於心。素經脈別論

形數驚恐。經絡不通。病生於不仁。素血氣形志篇

刺癇驚脈五。鍼手太陰各五。刺經太陽五。刺手少陰經絡傍者一。足陽明一。上踝五寸刺三鍼。素通評虛實論

107

足陽明之脈病。惡人與火。聞木音則惕然而驚。鐘鼓不為動。聞木音

而驚何也。故聞木音而驚者。土惡木也。素問陽明脈解篇

熱爭則狂言及驚。熱所 素問刺熱篇

諸水病者故不得臥。臥則驚。素問評熱病論

狂

陰不勝其陽，則脉流薄疾，并乃狂。　素生氣通天論

五邪所亂：邪入於陽則狂。　素宣明五氣篇

癲疾厥狂，久逆之所生也。　素通評虛實論

病甚則棄衣而走，登高而歌。　踰垣上屋。所上之處，皆非其素所能也。陽盛則使人妄言罵詈，不避親疏。　素陽明脉解篇

熱爭則狂言及驚。　肝熱　素刺熱篇

狂言不能食。　温病　狂言者是失志。　素評熱病論

108

痔

因而飽食。筋脈橫解。腸澼為痔。素生氣通天論

瘻癰

陷脈爲瘻。留連肉腠。營氣不從。逆於肉理。乃生癰腫。素生氣通天論

三陽爲病發寒熱。下爲癰腫。素陰陽別論

其病皆爲癰瘍。素異法方宜論

諸癰腫筋攣骨痛。此皆安生。岐伯曰。此寒氣之腫。八風之變也。素脈要精微論

所治少鍼石者。非癰疽之謂也。癰疽不得頃時回。癰不知所。按之不應手。乍來乍已。刺手太陰傍三痏。與纓脈各二。掖癰大熱。刺足少陽五。刺而熱不止。刺手心主三。刺手太陰經絡者大骨之會各三。暴癰筋緛。隨分而痛。魄汗不盡。胞氣不足。治在經俞。

素問通評虛實論

丁

高梁膏粱之變。足生大丁。素生氣通天論

痤疿

汗出見濕，乃生痤疿。勞汗當風，寒薄為皶，鬱乃痤。素生氣通天論

傳變

故病久則傳化。上下不并。良醫弗爲。素生氣通天論
秋刺皮膚循理。上下同法。神變而止。
病成而變何謂。岐伯曰。風成爲寒熱。癉成爲消中。厥成爲巔
疾。久風爲飧泄。脈風成爲癘。病之變化不可勝數。素脈要精微論
病之且死。必先傳行。至其所不勝。病乃死。肝受氣於心。傳之於
脾。（高世栻曰受當作授）心受氣於脾。傳之於肺。脾受氣於肺。傳之於
腎。肺受氣於腎。傳之於肝。腎受氣於肝。傳之於心。
弗治。肺即傳而行之肝。病名曰肝痹。一名曰厥。弗治。肝傳之脾。病
名曰脾風。弗治。脾傳之腎。病名曰疝瘕。弗治。腎傳之心。病筋脈
相引而急。病名曰瘛。腎因傳之心。心即復反傳而行之肺。發寒

113

甚。法當三歲死。其卒發者。不必治於傳。或其傳化有不以次。不以次入者。憂恐悲喜怒。令不得以其次。故令人有大病矣。

故病有五。五五二十五變。及其傳化。傳。乘之名也。素玉機真藏論

按蹻

故亦不按蹻。素金匱真言論

其治宜導引按蹻。故導引按蹻者，亦從中央出也。素異法方宜論注

病名曰肝痺，一名曰厥，脅痛出食，當是之時，可按若刺耳。病名曰脾風，發癉，腹中熱，煩心出黃，當此之時，可按可藥可浴。病名曰疝瘕，少腹冤熱而痛，出白，一名曰蠱，當此之時，可按可藥。素玉機真藏論

形數驚恐，經絡不通，病生於不仁，治之以按摩醪藥。素血氣形志篇

腹暴滿，按之不下。素通評虛實論

注

114

鍼石

故冬病在陰。夏病在陽。春病在陰。秋病在陽。皆視其所在為施鍼石也。素金匱真言論

此皆衛氣之所留止。邪氣之所客也。鍼石緣而去之。素五藏生成篇

惡於鍼石者。不可與言至巧。素五藏別論

其治宜砭石。故砭石者亦從東方來。其治宜微鍼。故九鍼者亦從南方來。素異法方宜論

鍼石治其外。素移精變氣論

鑱石鍼艾治其外也。鍼石道也。精神不進。志意不治。故病不可愈。素湯液醪醴論

刺鍼必肅。刺腫搖鍼。經刺勿搖。素診要經終論

手指及手外踝上五指留鍼。素三部九候論

形樂志樂，病生於肉，治之以鍼石。素血氣形志篇

四曰制砭石小大。手動若務，鍼耀而勻。素寶命全形論

以息方吸而內鍼，乃復候其方吸而轉鍼，乃復候其方呼而徐引

鍼。刺必中其榮，復以吸排鍼也。素八正神明論

吸則內鍼，無令氣忤，靜以久留，無令邪布。吸則轉鍼，以得氣

為故。候呼引鍼，呼盡乃去，大氣皆出，故命曰寫。呼盡內鍼，靜

以久留，以氣至為故。補法 候吸引鍼，氣不得出，各在其處，推闔其門。補法

不可掛以髮者，待邪之至時而發鍼寫矣。用鍼要義。反為氣賊。

奪人正氣。素離合真邪論

冬則閉塞。閉塞者用藥而少鍼石也。所謂少鍼石者，非癰

疽之謂也　少陰俞去脊椎三寸傍五　用員利鍼灸盡血行差室腦

针

五臭

其臭臊○肝　其臭焦○心　其臭香○脾　其臭腥○肺　其臭腐○腎　素金匱真言論

五味

陰之所生。本在五味。陰之五宮。傷在五味。素生氣通天論

其味酸。肝 其味苦。心 太素作其味苦酸 楊上善注 酸為苦母 子母言之 故有苦酸 其味甘。脾 其味辛。肺 其味鹹。腎 素金匱真言論

陰為味。味歸形。形食味。味傷形。氣傷於味。陰味出下竅。味厚者為陰。薄為陰之陽。味厚則泄。薄則通。氣味辛甘發散為陽。酸苦涌泄為陰。在地為化。化生五味。肝 精不足者補之以味。素陰陽應象大論

脾胃者倉廩之官。五味出焉。素靈蘭秘典論

草生五味。五味之美。不可勝極。地食人以五味。五味入口。藏於腸胃。味有所藏。以養五氣。胃大腸小腸三焦膀胱。名曰器。

311

118

能化糟粕，轉味而入出者也。（出依素問鈔，元釋義本）　素六節藏象論

是故多食鹹，則脈凝泣而變色；多食苦，則皮槁而毛拔；多食辛，

則筋急而爪枯；多食酸，則肉胝䐢而唇揭；多食甘，則骨痛而髮落。

此五味之所傷也。故心欲苦，肺欲辛，肝欲酸，脾欲甘，腎欲鹹，此五

味之所合也。　素五藏生成篇

五味入口，藏於胃，以養五藏氣。　素五藏別論

肝色青，宜食甘；心色赤，宜食酸；肺色白，宜食苦；脾色黃，

宜食鹹；腎色黑，宜食辛。　辛散，酸收，甘緩，苦堅，鹹耎，

此五者，有辛酸甘苦鹹，各有所利，或散或收，或緩或急，或堅或

耎，四時五藏，病隨五味所宜也。　素藏氣法時論

五味所入：酸入肝，辛入肺，苦入心，鹹入腎，甘入脾，是謂五入。　素宣明五氣

五味所禁。辛走氣。氣病無多食辛。鹹走血。血病無多食鹹。苦走骨。骨病無多食苦。甘走肉。肉病無多食甘。酸走筋。筋病無多食酸。是謂五禁。無令多食。

素問宣明五氣篇

酸

是故味過於酸○肝氣以津○脾（太素脾作肺）氣乃絕○　素生氣通天論

其味酸○謂東方木　素金匱真言論

酸苦涌泄為陰○　木生酸○酸生肝○　在味為酸○肝　酸傷筋○辛勝酸○　酸勝甘○　素陰陽應象大論

其味酸肝　素六節藏象論

多食酸○則肉胝皺而唇揭○　肝欲酸○　素五藏生成篇

其民嗜酸而食胕○　素異法方宜論

心苦緩○急食酸以收之○　酸寫之○肝　肺欲收○急食酸以收之○用酸補之○　心色赤○宜食酸○小豆犬肉李韭皆酸○　素藏氣法時論

酸入肝○　酸走筋○筋病無多食酸○　素宣明五氣篇

苦

味過於苦。（太素苦作甘）脾氣不濡。（太素無不字）胃氣乃厚。素生氣通天論

酸苦涌泄為陰。火生苦。苦生心。五味為苦。（心）苦傷氣。鹹勝苦。

苦勝辛。素陰陽應象大論

多食苦。則皮槁而毛拔。故心欲苦。素五藏生成篇

脾苦溼。急食苦以燥之。肺苦氣上逆。急食苦以泄之。用苦寫

之。（脾病）腎欲堅。急食苦以堅之。用苦補之。肺色白。宜食苦。麥羊

肉杏薤皆苦。素藏氣法時論

苦入心。苦走骨。骨病無多食苦。素宣明五氣篇

真氣上逆。故口苦舌乾。素評熱病論

21　14

甘

味過於甘。（太素甘作苦）心氣喘滿，色黑。腎氣不衡。素生氣通天論

氣味辛甘發散爲陽。土生甘。甘生脾。在味爲甘脾　甘傷肉。

酸勝甘。甘勝鹹。素陰陽應象大論

其味甘　素六節藏象論

多食甘，則骨痛而髮落。脾欲甘。素五藏生成篇

肝苦急，急食甘以緩之。甘寫之。心　脾欲緩。急食甘以緩之。

用苦寫之，甘補之。肝色青，宜食甘。粳米牛肉棗葵皆甘。素

藏氣法時論

甘入脾。甘走肉。肉病無多食甘。素宣明五氣篇

新

122

辛

味過於辛○筋脈沮弛○精神乃央○素生氣通天論

氣味辛甘發散為陽○辛勝酸○金生辛○辛生肺○素味出辛○肺

辛傷皮毛○苦勝辛○素陰陽應象大論

多食辛○則筋急而爪枯○肺欲辛○素五藏生成篇

腎苦燥○急食辛以潤之○肝欲散○急食辛以散之○用辛補之○

辛寫之○肺病　腎色黑○宜食辛○黃黍雞肉桃蔥皆辛○素藏氣法時論

辛入肺○五味所禁○辛走氣○氣病無多食辛○素宣明五氣篇

鹹

味過於鹹，大骨氣勞，短肌，心氣抑。素生氣通天論

鹹勝苦。水生鹹，鹹生腎。在味為鹹。腎 鹹傷血，甘勝鹹。血太素作骨 素陰陽應象大論

是故多食鹹，則脈凝泣而變色。腎欲鹹。素五藏生成篇

其民食魚而嗜鹹。素異法方宜論

心欲耎，急食鹹以耎之，用鹹補之，鹹寫之。腎 脾色黃，宜食鹹。大豆豕肉栗藿皆鹹。素藏氣法時論

鹹入腎。鹹走血，血病無多食鹹。素宣明五氣篇

夫鹽之味鹹者，其氣令器津泄。素寶命全形論

黑色

味過於甘（徐本苦甘），心氣喘滿，色黑，腎氣不衡。素生氣通天論

在色為黑。腎　素陰陽應象大論

黑如炲者死。黑如烏羽者生。黑當腎鹹。黑當骨。

黑脈之至也上堅而大。素五藏生成篇

故其民皆黑色疏理。素異法方宜論

少陰終者面黑，不逆則上下不通，不通則面黑皮毛焦而終矣。

素診要經終論

黑欲如重漆色，不欲如地蒼。素脈要精微論

腎色黑，宜食辛。素藏氣法時論

此皆絕皮傷肉，血氣爭黑。素寶命全形論

醫經類纂卷初稾二

天地	歲	雨	雷	海
五行	金	木	水火	水
火	土	水穀	東	西
南	北	中	上下	高
左右	色	青	黃	赤
白	聲	宮	商	角
徵	羽	歌	哭	笑
噦	呻	呼	息	喘
五氣	喜	怒	悲	恩
憂	恐	智	俯仰	動
握	氣血	氣	血	形

耳目　嗌　腸胃　足　膚

皮　涕泣　髓　筋脈　經

三陰三陽　足太陰　足少陰　足厥陰　足少陽

足陽明　足太陽　太衝　命門　部分

表裏　清濁　生死　病　痛

中滿　腹滿　脹　燥　熱

煩　懊　厥　陰痿　實

收　亿

天地

故清陽為天。濁陰為地。地氣上為雲。天氣下為雨。雨出地氣。雲出天氣。素

天不足西北。地不滿東南。天氣通於肺。地氣通於嗌。素陰陽

應象大論

天為陽。地為陰。素陰陽離合論 六節藏象論

天以六六之節。地以九九制會。天食人以五氣。地食人以五味。素

六節藏象論

故東方之域。天地之所始生也。西方者。金玉之域。沙石之處。天地

之所收引也。北方者。天地所閉藏之域也。南方者。天地所長養

陽之所盛處也。中央者。其地平以濕。天地所以生萬物也眾。素

異法方宜論

正月二月。天氣始方。地氣始發。三月四月。天氣正方。地氣定發。五月

六月。天氣盛。地氣高。素診要經終論

天地之運。陰陽之化。補寫勿失。與天地如一。素脈要精微論

天地之至數。始於一。終於九焉。素三部九候論

人以天地之氣生。夫人生於地。懸命於天。天地合氣。命之曰人。素寶命全形論

陽者天氣也。主外。陰者地氣也。主內。土者生萬物而法天地。素

太陰陽明論

歲

大小月三百六十日成一歲。人亦應之。素陰陽離合論

十二從應十二月。十二月應十二脈。素陰陽別論

余聞天以六六之節以成一歲。以大小月三百六十五日而成歲積氣餘而盈閏矣。天有十日。日六竟而周甲。甲六復而終歲。三百六十日法也。五日謂之候。三候謂之氣。六氣謂之時。四時謂之歲。而各從其主治焉。素六節藏象論

中風者皆為傳中。其病雖愈。不過一歲必死。素診要經終論

腎因傳之心。心即復反傳而行之肺。發寒熱。法當三歲死。

肩髓內消。動作益衰。真藏未見。依太素期一歲死。素玉機真藏論

雨

雨氣通於腎。陽之汗以天地之雨名之。素陰陽應象大論

川

雷

雷氣通於心。暴氣象雷。素陰陽應象大論

6

海

腸胃為海　素陰陽應象大論

胃者水穀之海也　素五藏別論

魚鹽之地，海濱傍水也　素異法方宜論

陽明者表也，五藏六府之海也　素太陰陽明論

胃者六府之海也　素逆調論

五行

天有四時五行。以生長收藏。以生寒暑燥溼風。素陰陽應象大論

春勝長夏。長夏勝冬。冬勝夏。夏勝秋。秋勝春。所謂得五行時之勝。各以氣命其藏。素六節藏象論

理色脈而通神明。合之金木水火土四時。素移精變氣論

始之有經。從五行生。色合五行。素脈要精微論

合人形以法四時五行而治。五行者金木水火土也。更貴更賤。以知死生。以決成敗。而定五藏之氣。間甚之時。死生之期也。素藏氣法時論

因不知合之四時五行。因加相勝。素離合真邪論

金

燥生金。金生辛。　其在天為燥。在地為金。　素陰陽應象大論

西方者金玉之域。沙石之處。　素異法方宜論

西方金也。萬物之所以收成也。　素玉機真藏論

木得金而伐。　金得火而缺。　素寶命全形論

木

風生木。木生酸。神在天為風，在地為木。素陰陽應象大論

東方木也，萬物之所以始生也。素玉機真藏論

木數者其葉發。木得金而伐。土得木而達。素寶命全形論

足陽明之脈病，惡人與火，聞木聲音則惕然而驚。胃者土也，故聞木音而驚者，土惡木也。素陽明脈解篇

水火

水為陰。火為陽。　水火者。陰陽之徵兆也。　素陰陽應象大論

火得水而滅。　素寶命全形論

少水不能滅盛火。　一水不能勝二火。　素逆調論

水

水為陰。寒生水，水生鹹。其在天為寒，在地為水。九竅為水注之氣。素陰陽應象大論

陰陽結斜。多陰少陽曰石水。斜同邪　三陰結謂之水。素陰陽別論

三焦者，決瀆之官，水道出焉。素靈蘭秘典論

是知陰盛則夢涉大水恐懼。素脈要精微論

頸脈動喘疾欬曰水。目裹微腫如臥蠶起之狀曰水。足脛腫曰水。素平人氣象論

北方水也，萬物之所以合藏也。素玉機真藏論

病水者以夜半死。素三部九候論

度水跌仆，喘出於腎與骨。水精四布，五經並行。素經脈別論

下焦溢為水。素宣明五氣篇

火得水而滅。水得土而绝。素寶命全形論

天地温和，則經水安靜；天寒地凍，則經水凝泣；天暑地熱，則經水沸溢；卒風暴起，則經水波涌而隴起。素離合真邪論

諸治熱病，以飲之寒水，乃刺之。素刺熱篇

病名曰風水。諸有水氣者，微腫先見於目下也。水者陰也，目下亦陰也。腹者至陰之所居，故水在腹者，必使目下腫也。諸水病者，故不得卧，卧則驚，驚則欬甚也。素評熱病論

陽氣少，陰氣多，故身寒如從水中出。素腎氣勝，以水為事。腎者水也。夫不得卧，卧則喘者，是水氣之客也。夫水者循津液而流也。腎者水藏，主津液，主卧與喘也。素逆調論

身冒之以溜水氣客於皮膚之內

十　13

火

火爲陽。壯火之氣衰。少火之氣壯。壯火食氣。氣食少火。壯火散氣。少火生氣。熱生火。火生苦。其在天爲熱。在地爲火。素陰陽應象大論

炊之猶薪。素湯液醪醴論

陽盛則夢大火燔灼。素脉要精微論

南方火也。萬物之所以盛長也。或痺不仁腫痛。當是之時可湯熨及火灸刺而去之。素玉機真藏論

火得水而滅。金得火而缺。素寶命全形論

足陽明之脉病。惡人與火。陽明主肉。其脉血氣盛。邪客之則熱。熱甚則惡火。素陽明脉解篇

逢風而如炙如火者。是人骨肉爍也。渴火不解熱。素問逆調論

土

溼生土。土生甘。其在天爲溼。在地爲土。素陰陽應象大論

此至陰之類。通於土氣。素六節藏象論

脾脈者土也。孤藏以灌四傍者也。中央土以灌四傍。素玉機真藏論

土得木而達。水得土而絕。素寶命全形論

脾者土也。治中央。脾藏者常著胃土之精也。土者生萬物而法天地。素太陰陽明論

胃者土也。故聞木音而驚者。土惡木也。素陽明脈解篇

諸治熱之病，以飲之寒水，乃刺之。素刺熱篇

水穀

水穀之寒熱，感則害於六府。素陰陽應象大論

魄門亦為五藏使，水穀不得久藏。水穀入口，則胃實而腸虛。

胃者水穀之海。素五藏別論

人以水穀為本，故人絕水穀則死。素平人氣象論

今脾病不能為胃行其津液，四支不得稟水穀氣。素太陰陽明論

若此者，皆病已衰而熱有所藏，因其穀氣相薄，兩熱相合，故有所遺也。水漿不入，不知人，六日死。素熱論

人所以汗出者，皆生於穀，穀生於精。臥不得正偃，正偃則欬出清水也。素評熱病論

13　116

东方

东方生风。东方阳也。阳者其精并于上。并于上则上明而下虚。故使耳目聪明而手足不便也。素·阴阳应象大论

故东方之域。天地之所始生也。其治宜砭石。故砭石者亦从东方来。素·异法方宜论

东方木也。万物之所以始生也。素·玉机真藏论

西

西方生燥。 西方陰也。陰者其精並於下。并於下則下盛而上虛。故其耳目不聰明而手足便也。 素 陰陽應象大論

西方者金玉之域。沙石之處。天地之所收引也。 其治宜毒藥。故毒藥者亦從西方來。 素 異法方宜論

西方金也。萬物之所以收成也。 素 玉機真藏論

南

南方生熱。　素陰陽應象大論

聖人南面而立。前曰廣明。後曰太衝。　素陰陽離合論

南方者天地所長養。陽之所盛處也。其治宜微鍼。故九鍼者亦從南方來。　素異法方宜論

南方火也。萬物之所以盛長也。　素玉機真藏論

北

北方生寒。素陰陽應象大論

北方者天地所閉藏之域也。其治宜灸焫。故灸焫者亦從北方來。素異法方宜論

北方水也。萬物之所以合藏也。素玉機真藏論

12　20

中

中央生濕。　素陰陽應象大論

中央者，天地平以濕。其治宜導引按蹻，故導引按蹻者，亦從中央出也。　素異法方宜論

此四極急而動中。　素湯液醪醴論

中焉者皆為傷中。　厥陰終者中熱。　素診要經終論

五藏者中之守也。　中盛藏滿。　素脈要精微論

脾者土也，治中央。　素太陰陽明論

上下居高定體之上，居卑定體之下，共自下而升之上，自上而降之下，俱入此條同樂昌胡厚德音解上律亦相呼應那之者不明受切明條切之意

清氣在下，則生飧泄；濁氣在上，則生䐜脹。地氣上為雲，天氣下為雨。東方陽也，陽者其精并於上，并於上則上明而下虛。西方陰也，陰者其精并於下，并於下則下盛而上虛。故俱感於邪，其在上則右甚，在下則左甚。其高者因而越之，其下者引而竭之。素陰陽應象大論

其化下 南方 素異法方宜論

此得天地之和，高下之宜。素陽明脈解論

容色見上下左右，各在其要。上為逆，下為從。素玉版論要篇

盡氣閉環，痛病必下。秋刺皮膚，循理，上下同法。腹脹閉，上下不通而終矣。不逆則上下不通。素診要經終論

上盛則氣高。下盛則氣脹。謂寸口之動脈異於上下。上盛則夢飛。下盛則夢墮。上虛上者。胸喉中事也。下虛下者。少腹腰股膝脛足中事也。上實下虛。為厥巔疾。上虛下實。為惡風也。推而上之。下而不上。腰足清也。推而下之。上而不下。頭項痛也。依甲乙經 素脈要精微論

上氣欬喘。下為氣泄。素玉機真藏論

上下左右之脈相應如參舂者病甚。上下左右相失不可數者死。九候之相應也。上下若一。不得相失。視其經絡浮沉。以上下逆從循之。上實下虛。切而從之。素三部九候論

察其左右上下相失及相減者。審其病藏以期之。素離合真邪論

上下不通。則暴憂之病也。素通評虛實論

故陰氣從足上行至頭。而下行循臂至指端。陽氣從手上行至

頭○而下行至足○故曰陽病者上行極而下○陰病者下行極而上○故
傷於風者○上先受之○傷於濕者○下先受之○　土者生萬物而
法天地○故上下至頭足○　素太陰陽明論
陰陽上下交爭○癃

23

高

其高者因而越之。素陰陽應象大論

其地高陵居。素異法方宜論

此得天地之和。高下之宜。

上盛則氣高。素脈要精微論

病甚則棄衣而走。登高而歌。素陽明脈解篇

左右

左右者陰陽之道路也。（楊上善云：陰氣右行。陽氣左行）天不足西北。故西北方陰也。而人右耳目不如左明也。地不滿東南。故東南方陽也。而人左手足不如右強也。東方陽也。陽者其精并於上。并於上則上明而下虛。故使耳目聰明而手足不便也。西方陰也。陰者其精并於下。并於下則下盛而上虛。故其耳目不聰明而手足便也。故俱感於邪。其在上則右甚。在下則左甚。以右治左。以左治右。素陰陽應象大論

容色見上下左右各在其要。女子右為逆。左為從。男子左為逆。右為從。素玉版論要篇

上下左右之脈相應如參舂者病甚。上下左右相失不可數者死。素三部九候論

經之氣已盛矣。左右傾移。以上調下。以左調右。　寧其左右上下相失

及相涵者。審其病之藏以瀉之。

素齋名真甫稿

色

善診者察色按脈。先別陰陽。素陰陽應象大論

其榮色也。心 是故多食鹹。則脈凝泣而變色。生於心如以縞裹朱。生於肺如以縞裹紅。生於肝如以縞裹紺。生於脾如以縞裹栝樓實。生於腎如以縞裹紫。此五藏所生之外榮也。素五藏生成篇

上古使僦貸季理色脈而通神明。色以應日。夫色之變化以應四時之脈。素移精變氣論

容色見上下左右。各在其要。其色見淺者。湯液主治。十日已。其見深者。必齊主治。二十一日已。其見大深者。醪酒主治。百日已。色夭面脫不治。百日盡已。色見上下左右。各在其要。上為逆。下為從。女子右為逆。左為從。男子左為逆。右為從。素玉版論要篇

26

色合五行○色澤者當病溢飲○其耎而散○骭色不澤者○當病足

胻腫若水狀也○有故病五藏發動○因傷脈色○徵其脈小○色不奪

者○新病也○徵其脈不奪○其色奪者○此久病也○徵其脈與五色俱奪者○此久

病也○徵其脈與五色俱不奪者○新病也○素脈要精微論

色澤以浮○謂之易已○色夭不澤○謂之難已○素玉機真藏論

五藏已敗○其色必夭○夭必死矣○素三部九候論

病雖未發○見赤色者刺之○太陽之脈○色榮顴骨○熱病也○少陽

之脈○色榮頰前○熱病也○素刺熱篇

青

五藏為肝。五色為蒼。素陰陽應象大論

其色蒼　肝　素六節藏象論

故色見青如草茲者死。青如翠羽者生。青當肝酸。

青當筋。青脈之至也長而左右彈。素五藏生成篇

色見青白乃死也。素診要經終論

青欲如蒼璧之澤。不欲如藍。肝脈搏堅而長。色不青。當病

墜若搏。肝與腎脈並至。其色蒼赤。當病毀傷。素脈要精微論

臂多青脈曰脫血。素平人氣象論

色青白不澤。毛折乃死。真肝脈至　素玉機真藏論

肝色青。宜食甘。素藏氣法時論

頰青〇脛熱　素刺熱篇

頰出青黃潮〇　素評熱病論

黄

其色為黄。脾　素陰陽應象大論

其色黄　素六節藏象論

黄如枳實者死。　黄如蟹腹者生。　黄當脾甘。　黄當肉。

黄脈之至也大而虛。　素五藏生成篇

色黄。陽明　素診要經終論

黄欲如羅裹雄黄。不欲如黄土。　脾脈搏堅而長。其色黄。當病少氣。　腎脈搏堅而長。其色黄而赤者。當病折腰。　素脈要精微論

溺黄赤安卧者黄疸。　目黄者曰黄疸。　素平人氣象論

肝傳之脾。病名曰脾風。發癉。腹中熱。煩心出黄。　素玉機真藏論

脾色黄。宜食鹹。　素藏氣法時論

119

129

肝熱病者小便先黃。 舌上黃。身熱 素刺熱篇

欬出青黃涕。 小便黃。腎風 素評熱病論

赤

其色為赤○心 素陰陽應象大論

赤如衃血者死○ 赤如雞冠者生○ 赤當心苦○ 赤當脈○

赤脈之至也喘而堅○ 素五藏生成篇

故其民皆緻理而赤色○ 素異法方宜論

赤欲如白裹朱○不欲如赭○ 胃脈搏堅而長○其色赤當病折髀○

腎脈搏堅而長○其色黃而赤者○當病折腰○ 肝與腎脈並至○其色蒼赤當病毀傷○ 素脈要精微論

溺黃赤安臥者黃疸○ 素平人氣象論

心色赤宜食酸○ 素藏氣法時論

面赤○心熱 肝熱病者左頰先赤○心熱病者顏先赤○脾熱病者鼻

先赤。肺熱病者右頰先赤。腎熱病者頤先赤。病雖未發。見赤
色者刺之。名曰治未病。素刺熱篇

白

其色為白○ 素陰陽應象大論

其華在唇四白○ 脾胃 素六節藏象論

白如枯骨者死○ 白如豕膏者生○ 白當肺辛○ 故白當皮○

白脈之至也喘而浮○ 素五藏生成篇

其色白○ 太陽終 色先青白乃死矣○ 少陽終 素診要經終論

白欲如鵝羽○ 不欲如鹽○ 以白為黑○ 如是則精衰矣○ 素脈要精微論

少腹冤熱而痛出白○ 一名曰蠱○ 色青白不澤○ 毛折乃死○ 素玉機真藏論

厥氣留薄發為白汗○ 素經脈別論

脈色白宜食苦○ 素藏氣法時論

腸澼下白沫何如○ 曰脈沉則生○ 脈浮則死○ 素通評虛實論

31 112

聲

在音為角，在聲為呼。肝　在音為徵，在聲為笑。心　在音為宮，在聲為歌。脾　在音為商，在聲為哭。肺　在音為羽，在聲為呻。腎　視喘息，聽音聲而知所苦。素陰陽應象大論

五氣入鼻，藏於心肺，上使五色脩明，音聲能彰。素六節藏象論

音聲日聞於耳。素湯液醪醴論

聲如從室中言，是中氣之濕也。是故聲合五音。素脈要精微論

病深者其聲噦。素寶命全形論

卅

宮

土音爲宮　素陰陽應象大論

商

在音為商。素問陰陽應象大論

收

34

角

在音為角。肝　素陰陽應象大論。

35

徵

立音爲徵○心　素陰陽應象大論

136

羽

在音為羽　腎　素陰陽應象大論

37

歌

在聲爲歌。脾歎意　素陰陽應象大論

病甚則棄衣而走。登高而歌。　素陽明脈解篇

38

哭

在聲為哭○　素陰陽應象大論

令人時驚○又且哭○　素診要經終論

肺氣盛則夢哭○　素脈要精微論

笑

在聲為笑。心　素陰陽應象大論

15　　140

喘

在變動為喘○　素陰陽應象大論

若有七診之病，其脈候亦敗者死矣，必發喘噫○　素三部九候論

胃為氣逆○為喘○為恐○　素宣明五氣篇

病深者其聲喘○　素寶命全形論

41

呻

在聲為呻。腎　素陰陽應象大論

102

呼

在聲為呼。　肝　素陰陽應象大論

人一呼脈再動。一吸脈再動。呼吸定息。脈五動。閏以太息。　為法人

一呼脈一動。一吸脈一動。曰少氣。人一呼脈三動。一吸脈三動而躁。

人一呼脈四動以上曰死。　素平人氣象論

呼吸少氣而欬。　素玉機真藏論

乃復候其方呼而徐引鍼。　素八正神明論

候呼引鍼。呼盡乃去。瀉法　呼盡內鍼。靜以久留。以氣至為故。補法

素離合真邪論

入六府。則身熱不時臥。上為喘呼。　素太陰陽明論

息

視喘息。聽音聲而知所苦。素陰陽應象大論

不得息。太陰終　素診要經終論

呼吸定息脈五動。閏以太息。故為病人平息以調之。素平人氣象論

胸中氣滿。喘息不便。素玉機真藏論

少氣不足以息者危。素三部九候論

虛則少氣不能報息。肺虛　素藏氣法時論

以息方吸而内鍼。素八正神明論

喘鳴肩息者。脈實大也緩則生。急則死。素通評虛實論

人有逆氣不得臥而息有音者。有不得臥而息無音者。有起居如故而息有音者。不得臥而息有音者。是陽明之逆也。

足三陽者下行○今逆而上行○故息有音也○夫起居如故而息有音者○此肺之絡脈逆也○絡脈之病人也微○故起居如故而息有音也○素問逆調論

喘

陽勝則身熱。腠理閉。喘麤。　素陰陽應象大論

起則熏肺。使人喘（中喝）鳴。（太素鳴作喝）　素陰陽別論

驚有積氣在胸中。喘而虛。名曰肺痹寒熱。　素五藏生成篇

當病墜若搏。因血在脅下。令人喘逆。　素脉要精微論

盛喘數絕者。則病在中。結而橫有積矣。　頸脉動喘疾欬曰水。　素平人氣象論

其不及則令人喘。（脉秋）　胸中氣滿。喘息不便。其氣動形。期六月死。

胸中氣滿。喘息不便。內痛引肩項。期一月死。　素玉機真藏論

是以夜行則喘出於腎。淫氣病肺。有所墮恐。喘出於肝。淫氣害脾。有所驚恐。喘出於肺。淫氣傷心。度水跌仆。喘出於

腎與骨。太陽藏獨至。厥喘虛氣逆，是陰不足，陽有餘也。素經脈別論

肺病者喘欬逆氣。腎病者腹大脛腫，喘欬。素藏氣法時論

喘鳴肩息者，脈實大也，緩則生，急則死。素通評虛實論

入六府則身熱不時臥，上為喘呼。素太陰陽明論

陽明厥則喘而惋。或喘而死者，或喘而生者，何也？岐伯曰：厥逆連藏則死，連經則生。素陽明脈解篇

熱爭則喘欬。肺熱 素刺熱篇

有得臥行而喘者，有不得臥不能行而喘者，有不得臥臥而喘者。夫不得臥臥則喘者，是水氣之客也。腎者水藏，主津液，主臥與喘也。素逆調論

外內皆熱則喘而渴。

五氣 五藏五氣謂喜怒悲憂恐

人有五藏化五氣以生喜怒悲憂恐。素陰陽應象大論

天食人以五氣。五氣入鼻藏於心肺。五味入口藏於腸胃。味有所藏以養五氣。素六節藏象論

故五氣入鼻藏於心肺。心肺有病而鼻為之不利也。素五藏別論

五氣所病。心為噫。肺為欬。肝為語。脾為吞。腎為欠為嚔。

五精所并。精氣并於心則喜。并於肺則悲。并於肝則憂。并於脾則畏。并於腎則恐。是謂五并。虛而相并者也。素宣明五氣篇

喜

故喜怒傷氣。暴喜傷陽。在志為喜。喜傷心。恐勝喜。喜勝憂。素陰陽應象大論

膻中者臣使之官。喜樂出焉。素靈蘭秘典論

因而喜大虛則腎氣乘矣。素玉機真藏論

意不樂。腎虛　素藏氣法時論

五精所并。精氣并於心則喜。素宣明五氣篇

怒

大怒則形氣絶而血菀於上，使人薄厥。素生氣通天論

故喜怒傷氣。暴怒傷陰。在志為怒。怒傷肝。悲勝怒。

怒勝思。素陰陽應象大論

令人少氣，时欲怒。素診要經終論

得秋之氣而為冬之怒。肝氣盛則梦怒。素脉要精微論

太過則令人善忘怒（王注忘當為怒 春脉）。怒則肝氣乘矣。素玉機真藏論

令人善怒。（肝病）素藏氣法时論

膽為怒。陰出之陽則怒。素宣明五氣篇

悲

悲勝怒。素陰陽應象大論

悲則肺氣乘矣。素玉機真藏論

并於肺則悲。五精虛而相并　素宣明五氣篇

思

在志為思○思傷脾○怒勝思○思勝恐○　素陰陽應象大論

得之外疾思慮而心虛○故邪從之○　素五藏生成篇

憂

在變動為憂○心 在志為憂○肺 憂傷肺○喜勝憂○素陰陽應象大論

憂患緣其內○素移精變氣論

憂則心氣乘矣○素玉機真藏論

并於肝則憂○五精所并 虛相并 素宣明五氣篇

隔塞閉絕上下不通則暴憂之病也○素通評虛實論

恐

恐勝喜。 在志為恐。恐傷腎。思勝恐。 素陰陽應象大論

懼之如人將捕之。 素診要經終論

中盛藏滿。氣勝傷恐者。聲如從室中言。 素脈要精微論

恐則脾氣乘矣。 素玉機真藏論

凡人之驚恐恚勞動靜。皆為變也。脈為之變 有所墮恐。喘出於肝。

淫氣害脾。有所驚恐。喘出於肺。淫氣傷心。 疾走恐懼。

汗出於肝。 素經脈別論

善恐如人將捕之。肝虛 素藏氣法時論

胃為氣逆。為噦為恐。 并於腎則恐。五精虛乃相并 素宣明五氣篇

形數驚恐。經絡不通。病生於不仁。 素血氣形志篇

智

道生智肝　素陰陽應象大論

俛仰

陽勝則身熱。腠理閉。喘麤。為之俛仰。素陰陽應象大論

行則僂附。附一作俯　素脈要精微論

摯則胷痛不可用俛仰。附墊　素刺熱篇

使人強上冥視。楊注強上治仰之　以救俛仰。素評熱病論

動

風勝則動　素陰陽應象大論

口目動作　素診要經終論

四變之動　素脈要精微論

81　56

握

在變動為握○肝 素陰陽應象大論

掌受血而能握○ 素五藏生成篇

57

氣血

陰陽者，血氣之男女也。定其血氣，各守其鄉。血實宜決之。
氣虛宜掣引之。素陰陽應象大論
以生血氣。肝 素六節藏象論
經脈未盛，絡脈調勻。氣血未亂。素脈要精微論
太陽常多血少氣，少陽常少血多氣，陽明常多氣多血。少
陰常少血多氣，厥陰常多血少氣，太陰常多氣少血。
素血氣形志篇
此皆絕皮傷肉，血氣爭黑。素寶命全形論
是故天溫日明，則人血淖液而衛氣浮，故血易寫，氣易行。月
始生則血氣始精。月郭滿則血氣實。月滿而補，血氣揚溢。

血氣者人之神。不可不謹養。素八正神明論

疾出以去盛血。而復其真氣。刺 素離合真邪論

陽明主肉。其脈血氣盛。素陽明脈解篇

陽明者十二經脈之長也。其血氣盛。素熱論

氣

陽化氣。陽為氣。形歸氣〻歸精。精食氣。氣生形。
氣傷精。精化為氣〻傷於味。陽氣出上竅。氣厚者為陽。
薄為陽之陰。氣薄則發泄。厚則發熱。壯火之氣衰。少火之氣
壯。壯火食氣。氣食少火。壯火散氣。少火生氣。氣味辛甘發散
為陽。酸苦涌泄為陰。熱傷氣。氣傷痛。故喜怒傷氣。
熱傷氣。寒勝熱。苦傷氣。鹹勝苦。上熱傷氣指大概之熱此指苦言　陽之氣以天地
之疾風名之。暴氣象雷。逆氣象陽。形不足者溫之以氣。
氣虛宜掣引之。注掣讀為導　素陰陽應象大論
氣裏形表而為相成也。素陰陽離合論
二陰一陽發病。善脹心滿善氣。素陰陽別論

60

83

肺者氣之本。素六節藏象論
諸氣者皆屬於肺。素五藏生成篇
氣耗於外。是氣拒於內而形施於外。巨氣乃平。素湯液醪醴論
脈脈為清氣。素玉版論要篇
春刺夏分脈亂氣微。又且少氣。令人少氣。時欲怒。素診要經終論
長則氣治短則氣病。脈上盛則氣高。下盛則氣脹。代則氣衰。細
則氣少。脈夫精明五色者。氣之華也。中盛藏滿。氣勝傷
恐者。聲如從室中言。是中氣之濕也。言而微。終日乃復
言者。此奪氣也。素脈要精微論
平人之常氣稟於胃。胃者平人之常氣也。素平人氣象論
胸中氣滿。喘息不便。其氣動形。期六月死。氣不往來。譬於墮溺。

形氣相得，謂之可治。形氣相失，謂之難治。素玉機真藏論
必先度其形之肥瘦，以調其氣之虛實。形盛脈細，少氣不足以息
者危。形瘦脈大，胸中多氣者死。素三部九候論
勇者氣行則已，怯者則著而為病也。毛脈合精，行氣於府。府謂氣海
氣歸於權衡。五脈氣少，胃氣不平，三陰也。素經脈別論
開腠理，致津液，通氣也。氣味合而服之，以補精益氣。素藏氣法時論
辛走氣，氣病無多食辛。久臥傷氣。素宣明五氣篇
寫必用方，方者以氣方盛也。素八正神明論
調其氣之盛衰，左右傾移，以上調下，以左調右。暑則令氣淖澤。素
離合真邪論
氣虛者，肺虛也。氣逆者，足寒也。所謂氣虛者，言無常也。暑

61

厥而聾，偏塞閉不通，內氣暴薄也。素通評虛實論

故喉主天氣，咽主地氣。四支皆稟氣於胃，而不得至經，必因於脾，乃得稟也。今脾病不能爲胃行其津液，四支不得稟水穀氣，氣日以衰。素太陰陽明論

故爲諸陽主氣也。足太陽　陽明者，十二經脈之長也，其血氣盛，故不知人三日，其氣乃盡。素熱論

巨陽主氣。不當刺而刺，後五日其氣必至。帝曰：其至何如？岐伯曰：至必少氣時熱。邪之所湊，其氣必虛。今氣上迫肺，心氣不得下通。素評熱病論

胃者，六府之海，其氣亦以下行。素逆調論

血

心生血，血生脾。寒傷血，燥勝寒；鹹傷血，甘勝鹹。太素血作骨

血實宜決之。素陰陽應象大論

其充在血脈。心 素六節藏象論

諸血者皆屬於心。故人臥血歸於肝，肝受血而能視，足受血而能步，掌受血而能握，指受血而能攝。臥出而風吹之，血凝於膚者為痹，凝於脈者為泣，凝於足者為厥。此三者血行而不得反其空，故為痹厥也。素五藏生成篇

鹹者勝血。素異法方宜論

悉泄為奪血。素玉版論要篇

故春刺散俞，及與分理，血出而止。夏刺絡俞，見血而止。素診要經終論

夫脈者血之府也。當病墜若搏。因血在脅下。令人喘逆。其耎而散者。當病少血。青病毀傷。不見血。已見血。濕若中水也。素脈要精微論

心藏血脈之氣也。素平人氣象論

必先去其血脈而後調之。血病身有痛者。治其經絡。索其結絡脈。刺出其血。以見通之。素三部九候論

鹹走血。血病無多食鹹。陽病發於血。久視傷血。素宣明五氣篇

凡治病。必先去其血。乃去其所苦。素血氣形志篇

是故天溫日明。則人血淖液而衛氣浮。故血易寫。氣易行。天寒日陰。則人血凝泣而衛氣沉。月滿而補。血氣揚溢。絡有留血。素八正神明論

寒則血凝泣。素離合真邪論

刺手太陰陽明出血如大豆立已　肺熱　素刺熱篇

64

故形藏四。六節藏象論、素三部九候論

形

陽化氣。陰成形。 味歸形。形歸氣。 形食味。 氣生形。 味傷形。 寒傷形。 形傷腫。 寒暑傷形。 形不足者溫之以氣。

其有邪者漬形以為汗。 素陰陽應象大論

氣裏形表而為相成也。 素陰陽離合論

故邪不能傷其形體。其病生於內。 素異法方宜論

苦形傷其外。 素移精變氣論

形不可與衣相保。 是氣拒於內而形施於外。 繆刺其處以復其形。 故精自生。形自盛。 素湯液醪醴論

形之盛衰。 素脈要精微論

胸中氣滿。喘息不便。其氣動形。期六月死。 形氣相得謂

55　53

云可治。形氣相失，謂之難治。素玉機真藏論

必先度其形之肥瘦。形盛脉細，少氣不足以息者危。形瘦脉大，胸中多氣者死。形氣相得者生。形肉已脫，九候雖調，猶死。素三部九候論

合人形以法四時五行而治。素藏氣法時論

形樂志苦，病生於脉。形樂志樂，病生於肉。形苦志樂，病生於筋。形苦志苦，病生於咽嗌。形數驚恐，經絡不通，病生於不仁。素血氣形志篇

月郭空則肌肉減，經絡虛，衛氣去，形獨居。故養神者必知形之肥瘦。素八正神明論

其形盡滿者，脉急大堅，尺濇而不應也。素通評虛實論

66

耳目

天不足西北，故西北方陰也，而人右耳目不如左明也。素陰陽應象大論

人以候耳目之氣。徇蒙招尤，目冥耳聾，下實上虛，過在足少陽厥陰，甚則入肝。素五藏生成篇

人以候耳目之氣。上部之人　素三部九候論

81

噎

地氣通於嗌 太素嗌作咽 素陰陽應象大論

厥陰終者。中熱嗌乾。素診要經終論

耳聾嗌乾。肺病 素藏氣法時論

形苦志苦。病生於咽嗌。治之以百藥。素血氣形志篇

故喉主天氣。咽主地氣。足太陰者三陰也。其脈貫胃屬脾絡嗌。素太陰陽明論

太陰脈布胃中。絡於嗌。故腹滿而嗌乾。素熱論

41

68

腸胃

腸胃爲海。素陰陽應象大論

二陽結謂之消。二陽謂胃及大腸　太素二作三　素陰陽別論

五味入口，藏於腸胃。素六節藏象論

溢飲者，渴暴多飲，而易入肌皮腸胃之外也。素脈要精微論

頭痛耳鳴，九竅不利，腸胃之所生也。素通評虛實論

熱氣盛，藏於皮膚之內，腸胃之外。瘧

足

下象地以養足　素陰陽應象大論

足受血而能步○　凝於足者為厥○血　名曰肝痺○　得之寒濕○

與疝同法○腰痛足清頭痛○　素五藏生成篇

色不澤者○當病足䯒腫若水狀也○　下竟下者○少腹腰股膝脛足

中事也○　推而上之○下而不上○腰足清也○依甲乙經　素脈要精微論

寸口脈中手長者○曰足脛痛○　足脛腫曰水○　素平人氣象論

足太陽氣絕者○其足不可屈伸○　素三部九候論

足不收○　腳下痛○但腳痛　尻陰股膝髀腨胻足皆痛○腳痛　素藏氣法時論

氣逆者足寒也○　乳子而病熱○脈懸小者何如○岐伯曰○足溫則生○寒則

死○從太素　素通評虛實論

83　170

故陰氣從足上行至頭。而下行循臂至指端。陽氣從手上行至頭。而下行至足。 土者生萬物而法天地。故上下至頭足。素太陰陽明論

足下熱。 熱蹢 素刺熱篇

身重難以行者。胃脈在足也。素評熱病論

71

膚

故善治者治皮毛○其次治肌膚○ 素陰陽應象大論

其傳爲索澤○ 皮膚潤澤之 索皆散盡 素陰陽別論

血凝於膚者爲痹○ 素五藏生成篇

外傳之六竅肌膚○ 素移精變氣論

夫病之始生也○極微極精○必先入結於皮膚○ 素湯液醪醴論

秋刺皮膚循理○ 素診要經終論

夏日在膚○ 秋日下膚○ 脈 素脈要精微論

太過則令人身熱而膚痛○ 夏脈太過 今風寒客於人○使人毫毛畢直○皮膚閉而爲熱○ 素玉機真藏論

皮膚著者死○ 素三部九候論

滑則從○濇則逆也○ 素問通評虛實論

熱氣盛藏於皮膚之內○ 瘧 水氣舍於皮膚之內○

皮

地之濕氣。感則害皮肉筋脈。其在皮者汗而發之。

素陰陽應象大論

其充在皮。肺　素六節藏象論

肺之合皮也。故白當皮。素五藏生成篇

夫病之始生也。极微极精。必先入結於皮膚。素湯液醪醴論

故刺皮膚循理。素診要經終論

溢飲者。渴暴多飲。而易入肌皮腸胃之外也。素脈要精微論

皮膚閉而為熱。　皮熱。五實之一　皮寒。五虛之一　素玉機真藏論

皮膚著者死。素三部九候論

肺主皮。素宣明五氣篇

此皆絶皮傷肉。氣血爭黑。素靈奇合刺論

熱氣盛。藏於皮膚之內。痓　水氣舍於皮膚之內。

涕泣

年六十陰痿，氣大衰，九竅不利，下虛上實，涕泣俱出矣。素陰陽應象大論

肺為涕。素宣明五氣篇

唾出若涕。欬出青黃涕，其狀如膿，大如彈丸，從口中若鼻中出，不出則傷肺。素評熱病論

髓

腎生骨髓，髓生肝。素陰陽應象大論

諸髓者皆屬於腦。素五藏生成篇　余聞方士或以腦髓為藏，腦髓骨脈膽

女子胞，此六者地氣之所生也。素五藏別論

賊風數至，虛邪朝夕，內至五藏骨髓。素移精變氣論

脈亂氣微，入淫骨髓。素診要經終論

骨者髓之府，不能久立，行則振掉，骨將憊矣。素脈要精微論

腎藏骨髓之氣也。素平人氣象論

肩髓內消，動作益衰。素玉機真藏論

留淫日深，著於骨髓。素寶命全形論

腎不生則髓不能滿，故寒甚至骨也。素逆調論

175

筋脈

因而飽食，筋脈橫解。味過於辛，筋脈沮弛。（素生氣通天論）

故善治者治皮毛，其次治肌膚，其次治筋脈。（素陰陽應象大論）

地之濕氣，感則害皮肉筋脈。（素陰陽應象大論）

臂多青脈曰脫血。頸脈動喘疾欬曰水。（素平人氣象論）

脊脈痛而少氣不欲言。（冬脈太過）脾傳之心，病筋脈相引而急，病名曰瘛。（素玉機真藏論）

奇邪之脈則繆刺之。素其結絡脈，刺出其血，以見通之。（素三部九候論）

夫邪客絡入於經也，舍於血脈之中。（素離合真邪論）

與纓脈各二。（刺癰）刺癇驚脈五。（素通評虛實論）

其脈連於風府。（足太陽）其脈俠鼻絡於目。（足陽明）其脈循脊絡於耳。

76

陽（足少）太陰脈布胃中，絡於嗌。少陰脈貫腎，絡於肺，繫舌本。厥陰脈循陰器而絡於肝。經之者通六藏脈病日衰已矣。陽明者十二經脈之長也。素熱論

其逆則頭痛員員，脈引衝頭也。（熱所）太陽之脈，色榮顴骨，熱病也。與厥陰脈爭見者，死期不過三日。（太陽脈）少陽之脈，色榮頰前，熱病也。與少陰脈爭見者，死期不過三日。（少陽脈）素刺熱篇

身重難以行者，胃脈在足也。月事不來者，胞脈閉也。胞脈者屬心而絡於胞中。素評熱病論

陽明者胃脈也。（當是足陽明脈解篇）夫起居如故而息有音者，此肺之絡脈逆也。絡脈不得隨經上下，故留經而不行。絡脈之病人也微，故起居如故而息有音也。素逆調論

經

六經為川。素陰陽應象大論

淖則剛柔不和。經氣乃絕。素陰陽別論

刺腫搖鍼。經刺勿搖。其上下經盛不仁則絡之。素診要經終論

飲食未進。經脈未盛。絡脈調勻。素脈要精微論

經病者治其經。素三部九候論

脈氣流經。經氣歸於肺。水精四布。五經並行。素經脈別論

故天有宿度。地有經水。人有經脈。真氣者經氣也。素離合真邪論

夏亟治經俞。暴癰筋緛。隨分而痛。魄汗不盡。胞氣不足。治在經俞。素通評虛實論

藏府各因其經而受氣於陽明。素太陰陽明論

厥逆連藏則死。連經則生。素陽明脈解篇

陽明者十二經脈之長也。素熱論

此肝之絡脈逆也。絡脈不得隨經上下。故留經而不行。素逆調論

三陰三陽

今三陰三陽不應陰陽。其故何也。岐伯對曰。陰陽者。數之可十。推之可百。數之可千。推之可萬。萬之大不可勝數。然其要一也。願聞

願聞三陰三陽之離合也。是故三陽之離合也。太陽為開。陽明為闔。少陽為樞。三經者不得相失也。搏而勿浮。命曰一陽。是故三陰之離合也。太陰為開。厥陰為闔。少陰為樞。三經者不得相失也。搏而勿沉。名曰一陰。素陰陽離合論

足太陽與少陰為表裏。少陽與厥陰為表裏。陽明與太陰為表裏。是為足陰陽也。手太陽與少陰為表裏。少陽與心主為表裏。陽明與太陰為表裏。是為手之陰陽也。素血氣形志篇

足太陰者三陰也。其脈貫胃屬脾絡嗌。故太陰為之行氣於三

陰。陽明者表也。五藏六府之海也。亦爲之行氣於三陽。素太陰陽明論

三陰三陽。五藏六府皆受病。榮衛不行。五藏不通。則死矣。陽明

者十二經脈之長也。素熱論

三陽俱虛則陰氣勝。

181

足太陰

中身而上。名曰廣明。心廣明之下。名曰太陰。太陰之前。名曰陽明。然則中爲陰。其衝在下。名曰太陰。太陰根起於隱白。名曰陰中之陰。太陰之後。名曰少陰。太陰爲開　素陰陽離合論

三陽三陰發病。爲偏枯痿易。四支不舉。三陽爲經三陰爲緯　太陰脾肺之脈　素陰陽別論

三盛病在太陰。寸口　素六節藏象論

腹滿䐜脹。支鬲胠脅。下厥上冒。過在足太陰陽明。素五藏生成篇

太陰終者。腹脹閉不得息。善噫善嘔。嘔則逆。逆則面赤。不逆則上下不通。不通則面黑皮毛焦而終矣。素診要經終論

下部人。足太陰也。素三部九候論

太陰藏搏者。用心省真。素經脈別論

脾主長夏。足太陰陽明主治。取女經太陰陽明少陰血者。脾病 素藏氣法時論

太陰常多氣少血。陽明與太陰為表裏。素血氣形志篇

太陰陽明為表裏。足太陰者三陰也。其脈貫胃屬脾絡嗌。素太陰陽明論

四日太陰受之。太陰脈布胃中。絡於嗌。故腹滿而嗌乾。十日太陰病衰。腹減如故。則思飲食。二日則陽明與太陰俱病。則腹滿身熱。不欲食。譫言。兩感於寒 素熱論

刺足太陰陽明。刺熱 熱病先胸脅痛。手足躁。刺足少陽。補足太陰。素刺熱篇

足少陰

太衝之地。名曰少陰。少陰之上。名曰太陽。太陰之後。脾名曰少陰。少陰根起於湧泉。名曰陰中之少陰。少陰之前。名曰厥陰。少陰為樞。 素陰陽離合論

二陰一陽發病。善脹。心滿。善氣。 一陽守行二陰謂少陰心腎之脈 素陰陽別論

二盛病在少陰。寸口 素六節藏象論

是以頭痛巔疾。下虛上實。過在足少陰巨陽。 素五藏生成論

少陰終者。面黑。齒長而垢。腹脹閉上下不通而終矣。 素診要經終論

足脈俱沈細數者。少陰厥也。 素脈要精微論

下部地。足少陰也。 素三部九候論

腎主冬。足少陰太陽主治。 取其經太陰陽明少陰血者。 脾病 取其

經少陰太陽血者。病腎 素藏氣法時論

少陰常少血多氣。足太陽與少陰為表裏。素血氣形志篇

少陰俞去脊椎三寸。脊下則俞傍五寸少陰俞 素通評虛實論

五日少陰受之。少陰脈貫腎絡於肺。繫舌本。故口燥舌乾而渴。

十日少陰病衰。渴止不滿。舌乾已而嚏。兩感於寒者病一日則巨陽與少陰俱病。則頭痛口乾而煩滿。素熱論

刺足少陰太陽。腎熱 熱病先身重骨痛耳聾好瞑。刺足少陰。

熱病先眩冒而熱。胸脇滿。刺足少陰少陽。與少陰脈爭見者。死期不過三日。少陽脈 素刺熱之篇

巨陽主氣。故先受邪。少陰與其為表裏也。素評熱病論

足厥陰

厥陰之表。名曰少陽。少陰之前。名曰厥陰。厥陰根起於大敦。陰之絕陽。名曰陰之絕陰。厥陰為闔。素陰陽離合論

二陽一陰發病。主驚駭。背痛。善噫善欠。名曰風厥。二陽字衍一陰謂心主乃肝之脈　素陰陽別論

寸口一盛。病在厥陰。素六節藏象論

徇蒙招尤。目冥耳聾。下實上虛。過在足少陽厥陰。素五藏生成篇

厥陰終者。中熱嗌乾。善溺心煩。甚則舌卷卵上縮而終矣。素診要經終論

下部天。足厥陰也。素三部九候論

一陰至。厥陰之治也。素經脈別論

肝主春。足厥陰少陽主治。取其經厥陰與少陽。肝病 取其經太陰

足太陽之外厥陰內血者。肺病 素藏氣法時論

厥陰常多血少氣。少陽與厥陰為表裏也。素血氣形志篇

六日厥陰受之。厥陰脈循陰器而絡於肝。故煩滿而囊縮。十二日厥

陰病衰。囊縱少腹微下。三日則少陽與厥陰俱病。則耳聾囊

縮而厥。兩感於寒 素熱論

刺足厥陰少陽。肝熱 與厥陰脈爭見者。死期不過三日。少陽脈 素刺熱篇

87

足少陽

厥陰之表，名曰少陽。少陽根起於竅陰，名曰陰中之少陽。

少陽爲樞。素陰陽離合論

一陽發病，少氣善欬善泄。一陽謂膽及三焦之脈　素陰陽別論

故人迎一盛，病在少陽。素六節藏象論

徇蒙招尤，目冥耳聾，下實上虛，過在足少陽厥陰。

素五藏生成篇

少陽終者，耳聾，百節皆縱，目瞏絕系，絕系一日半死。其死也，色先青白，乃死矣。素診要經終論

少陽脈至，乍數乍疏，乍短乍長。素平人氣象論

少陽藏獨至，是厥氣也。少陽獨至者，一陽之過也。一陽獨嘯，少

陽厥也。少陽之藏何象？曰：象一陽也。一陽之藏者，滑而不實也。素經脈別論

肝主春。足厥陰少陽主治。取其經，厥陰與少陽。肝病 素藏氣法時論

少陽常少血多氣。少陽與厥陰為表裏。素血氣形志篇

刺足少陽五。腋癰 素通評虛實論

三日少陽受之。少陽主膽，其脈循脅絡於耳，故胸脅痛而耳聾。九日少陽病衰，耳聾微聞。三日則少陽與厥陰俱病，則耳聾，囊縮而厥。兩感於寒 素熱論

刺足厥陰少陽。肝熱 熱病先胸脅痛，手足躁，刺足少陽，補足太陰。熱病先眩冒而熱，胸脅滿，刺足少陰少陽。其熱病內連腎。少陽之脈色也。少陽之脈色榮頰前，熱病也。素刺熱篇

足陽明

太陰之前名曰陽明○陽明根起於厲兌○名曰陰中之陽○

陽明為闔○　素陰陽離合論

二陽之病發心脾○有不得隱曲女子不月○二陽謂陽明大腸及胃之脈　素陰陽別論

三盛病在陽明○人迎　素六節藏象論

腹滿䐜脹○支鬲胠脇○下厥上冒○過在足太陰陽明○素五藏生成篇

陽明終者口目動作○善驚妄言色黃○其上下經盛不仁則終矣○素診要經終論

陽明脈至浮大而短○素平人氣象論

陽明藏獨至○是陽氣重并也○當寫陽補陰○　陽明藏何象歟

伯曰。象大浮也。素經脈別論

脾主長夏。足太陰陽明主治。取其經太陰陽明少陰血者。脾病 素藏氣法時論

陽明常多氣多血。陽明與太陰為表裏。素血氣形志篇

足陽明及上傍三。刺霍亂 足陽明一。刺驚癇 素通評虛實論

太陰陽明為表裏。陽明者表也。五藏六府之海也。藏府各因其經而受氣於陽明。素太陰陽明論

足陽明之脈病。惡人與火。陽明者胃脈也。此句見逆調論 陽明主肉。其脈血氣盛。陽明厥則喘而惋。素陽明脈解篇

二日陽明受之。陽明主肉。其脈俠鼻絡於目。故身熱目疼而鼻乾不得臥也。八日陽明病衰。身熱少愈。二日則陽明與太陰俱病。則腹滿身熱。不欲食。譫言。兩感於寒 陽明者十二經脈之長也。其血氣盛。

第十熱論

刺足太陰陽明。脾熱　素刺熱篇

不得臥而息有音者。是陽明之逆也。足三陽者下行。今逆而上行。故息有音也。陽明者胃脈也。胃者六府之海。其氣亦下行。陽明逆不得從其道。故不得臥也。素逆調論

陽明虛則寒慄鼓頷也。

足太陽

少陰之上。名曰太陽。太陽根起於至陰。結於命門目。名曰陰中之陽。　太陽為開。　素陰陽離合論

三陽為病發寒熱。下為癰腫。及為痿厥腨痛。三陽謂小腸及膀胱之脉　素陰陽別論

二盛病在太陽。人迎　素六節藏象論

是以頭痛巔疾。下虛上實。過在足少陰巨陽。素五藏生成篇

太陽之脉。其終也。戴眼反折。瘈瘲。其色白。絕汗乃出。出則死矣。素診要經終論

太陽脉至。洪大以長。素平人氣象論

足太陽氣絕者。其足不可屈伸。死必戴眼。　瞳子高者太陽不足。戴眼者太陽已絕。　素三部九候論

211　92

太陽藏獨至。厥喘虛氣逆，是陰不足陽有餘也。 太陽藏何象。

此何曰。象三陽而浮也。 素經脈別論

腎主冬，足少陰太陽主治。取其經太陰足太陽之外厥陰內血

者。肺病 取其經少陰太陽血者。腎病 素藏氣法時論

太陽常多血少氣。 足太陽與少陰為表裏。 素血氣形志篇

刺絡太陽五。刺驚病 素通評虛實論

巨陽者，諸陽之屬也。其脈連於風府，故為諸陽主氣也。 傷

寒一日，巨陽受之。故頭項痛，腰脊強。 首巨陽病亰頭痛少

愈。兩感於寒者，病一日則巨陽與少陰俱病。則頭痛口乾而煩滿。

素熱論

刺足少陰太陽。腎熱 熱病始於頸首者。刺項太陽。 太陽之脈色

榮顴骨。熱病也。素 刺熱篇

巨陽主氣。故先受邪。　巨陽引精者三日。素 評熱病論

以水為事。太陽氣衰。素 逆調論

巨陽虛則腰背頭項痛。

太衝

太衝脈盛○（女子二七）　太衝脈衰少○（女子七七）　素上古天真論

前曰廣明○（心）後曰太衝○　太衝之地○　名曰少陰○　其衝在下○　名曰

太陰○（脾）　素陰陽離合論

命門目

太陽根起於至陰。結於命門。名曰陰中之陽。　黄帝陰陽離合論

部分

審清濁而知部分○　素陰陽應象大論

故人有三部○部有三候○　何謂三部○曰有下部○有中部○有上部○部各有三候○三候者有天有地有人也○　上部天○兩額之動脈○上部地○兩頰之動脈○上部人○耳前之動脈○中部天○手太陰也○中部地○手陽明也○中部人○手少陰也○下部天○足厥陰也○下部地○足少陰也○下部人○足太陰也○故下部之天以候肝○地以候腎○人以候脾胃之氣○帝曰○中部之候奈何○岐伯曰○亦有天○亦有地○亦有人○天以候肺○地以候胸中之氣○人以候心○帝曰○上部以何候之○岐伯曰○亦有天○亦有地○亦有人○天以候頭角之氣○地以候口齒之氣○人以候耳目之氣○

素三部九候論

熱病從部所起者。至期而已。素刺熱篇

表裏

外内之應。皆有表裏。以表知裏。善用鍼者 《素・陰陽應象大論》

氣裏形表而爲相成也。《素・陰陽離合論》

表裏當俱寫。取之下俞。太陽藏獨至 《素・經脈別論》

足太陽與少陰爲表裏。少陽與厥陰爲表裏。陽明與太陰爲

表裏。是爲足陰陽也。手太陽與少陰爲表裏。少陽與心主爲

表裏。陽明與太陰爲表裏。是爲手之陰陽也。《素・血氣形志篇》

太陰陽明爲表裏。《素・太陰陽明論》

巨陽主氣。故先受邪。少陰與其爲表裏也。表裏刺之。《素・評熱病論》

清濁

寒氣生濁。熱氣生清。清氣在下。則生飧泄。濁氣在上。則生䐜脹。故清陽出上竅。濁陰出下竅。清陽發腠理。濁陰走五藏。清陽實四支。濁陰歸六府。清陽上天。濁陰歸地。審清濁而知部分。

素陰陽應象大論

別於陰者知死生之期。亦見玉機真藏篇

生死

治五藏者半死半生也。素陰陽應象大論

死陰之屬不過三日而死。生陽之屬不過四日而死。太素下死字作已是。心之肺謂之死陰。肺之腎謂之重陰。腎之脾謂之辟陰。死不治。

三陰俱搏二十日夜半死。二陰俱搏十三日夕時死。一陰俱搏十日死。太素十日下有平旦二字 三陽俱搏且鼓三日死。三陰三陽俱搏心腹滿發盡不得隱曲五日死。二陽俱搏其病溫死不治不過十日死。其病溫宋本作其氣溫太素作暮病溫 素陰陽別論

夫自古通天者生之本本於陰陽。已見生氣通天論 素六節藏象論

色夭面脫不治。脈短氣絕死。病溫虛甚死。易重陽死重陰死。行所不勝曰逆逆則死。行所勝曰從從則活。素玉版論要篇

中心者環死。中脾者五日死。中腎者七日死。中肺者五日死。中鬲者皆爲傷
中。其病雖愈，不過一歲必死。 絶汗乃出，出則死矣。 絶系一日半死。
色先青白，乃死矣。 素診要經終論
以此參伍決死生之分。 躁之其未成經絶死。 脈得守者生，失守者死。
得強則生，失強則死。 得一之情，以知死生。 素脈要精微論
人一呼脈四動以上曰死。脈絶不至曰死。乍疏乍數曰死。 人無胃氣曰逆，逆
者死。 絶不至曰死。左乳下動脈 故人絶水穀則死，脈無胃氣亦死。素平人氣象論
五藏受氣於其所生，傳之於其所勝，氣舍於其所生，死於其
所不勝。病之且死，必先傳行至其所不勝，病乃死。此言氣
之逆行也，故死。肝受氣於心，傳之於脾，氣舍於腎，至肺而死。
心受氣於脾，傳之於肺，氣舍於肝，至腎而死。脾受氣於肺

傳之於腎。氣舍於心。至肝而死。肺受氣於腎。傳之於肝。氣舍
於脾。至心而死。腎受氣於肝。傳之於心。氣舍於肺。至脾而
死。此皆逆死也。一日一夜五分之。此所以占死生之早暮也。（甲乙作晏）
（生作死者）故曰別於陽者知病從來。別於陰者知死生之期。言
知至其所困而死。弗治。滿十日。法當死。（腎傳之心病名曰癃）腎因傳之心。心卽
復反傳而行之肺。發寒熱。法當三歲死。喘息不便。其氣動
形。期六月死。喘息不便。內痛引肩項。期一月死。脫肉破䐃。真藏
見。十月之內死。（月書作日）肩髓內消。動作益衰。真藏未見。（依太素）期一歲死。
真藏見。目不見人。立死。其見人者。至其所不勝之時則死。其脈絕
不來。若人一息（新校正云息當作呼）五六至。其形肉不脫。真藏雖不見。猶
死也。（急虛身卒至之脈）色青白不澤。毛折乃死。（真肝脈至）色赤黑不澤。毛折

乃死。真心脈至色白赤不澤。毛折乃死。真腎脈至色黑黄不澤。毛折乃死。
真脾脈至色黄青不澤。毛折乃死。真藏脈至故真藏之氣獨見。獨見
者病勝藏也。故曰死。五實死。五虚死。漿粥入胃。泄注止。則虚者
活。身汗得後利。則實者活。右玉機真藏論
五藏已敗。其色必夭。夭必死矣。形瘦脈大。胸中多氣者死。目内
陷者死。彈之不應者死。脈從脫肉身不去者死。中部乍疏乍數者
死。察其府藏。以知死生之期。死必戴眼。足太陽氣絶 九候之脈皆沉細
懸絶者為陰。主冬。故以夜半死。盛躁喘數者為陽。主夏。故
以日中死。是故寒熱病者。以平旦死。熱中及熱病者。以日中
死。病風者以日夕死。病水者以夜半死。其脈乍疏乍數乍遲
乍疾者。日乘四季死。死於辰戌丑未之時 形肉已脫。九候雖調。猶死。七診

雖見九候皆從者不死。此言不死者，風氣之病及經月之病，似七診之病而非也，故言不死。若有七診之病，其脉候亦敗者死矣。脉不往來者死。皮膚著者死。素三部九候論

氣口成寸，以決死生。素經脉別論

氣虛者肺虛也。氣逆者足寒也。非其時則生，當其時則死。經虛絡滿者，尺熱滿，脉口寒濇也，此春夏死，秋冬生也。滑則生，濇則死。脉氣上虛尺虛實而滑則生，實而逆則死。脉 脉實滿，手足寒，頭熱何如？春秋則生，冬夏則死。脉浮而濇，濇而身有熱者死。

乳子而病熱，脉懸小者何如？手足溫則生，寒則死。本書作手字

乳子中風熱，喘鳴肩息者，脉何如？喘鳴肩息者，脉實大也。緩則生，急則死。腸澼便血何如？身熱則死，寒則生。

腸澼下白沫何如。岐伯曰。脉沉則生。脉浮則死。腸澼下膿血何如。岐伯曰。脉懸絕則死。滑大則生。滑大者曰生。懸濇者曰死。腸澼。脉小堅急。死不治。癲疾。虛則可治。實則死。又 素問通評虛實論

厥逆連藏則死。連經則生。素陽明脈解論

或愈或死。其死皆以六七日之間。其愈皆以十日以上者何也。今傷於寒也。則為病熱。熱雖甚不死。其兩感於寒而病者。必不免於死。三陰三陽五藏六府皆受病。榮衛不行。五藏不通。則死矣。六日死。帝曰。五藏已傷。六府不通。榮衛不行。如是之後。三日乃死。何也。岐伯曰。陽明者。十二經脉之長也。其血氣盛。故不知人。三日其氣乃盡。故死矣。素熱論

氣逆則庚辛死。肝熱 氣逆則壬癸死。心熱 氣逆則甲乙死。脾熱 氣逆

則丙丁死○肺熱　氣逆則戊己死○腎熱　手三逆則死○　其厥陰脈爭見者○死

期不過三日○太陽脈　其少陰脈爭見者○死期不過三日○少陽脈　素刺熱篇

病名陰陽交○交者死也○　汗出而脈尚躁盛者死○今脈不與汗相

應○此不勝其病也○其死明矣○狂言者是失志○失志者死○今見三死

不見一生○雖愈必死也○　傷肺則死也○　素評熱病論

人身與志不相有曰死○　素逆調論

病

觀權衡規矩而知病所主。按尺寸。觀浮沈滑濇。而知病所生以治。 故曰病之始起也。可刺而已。其盛可待衰而已。故因其輕而揚之。因其重而減之。因其衰而彰之。 素陰陽應象大論

醫之治病也。一病而治各不同。皆愈何也。岐伯對曰地勢使然也。 故邪不能傷其形體。其病生於內。 藏寒生滿病。 素異法方宜論

故病未已。新病復起。 素移精變氣論

揆度者度病之淺深也。奇恒者言奇病也。 素玉版論要篇

盡氣閉環。痛病必下。 素診要經終論

大則病進。脈 此四時之病。以其勝治之愈也。 有故病五藏發動。因傷脈色。各何以知其久暴至之病乎。岐伯曰悉乎哉問也。徵其脈

三文

小○色不奪者○新病也○徵其脈不奪○其色奪者○此久病也○徵其脈與

五色俱奪者○此久病也○徵其脈與五色俱不奪者○新病也○ 素

脈要精微論

常以不病調病人○醫不病○故為病人平息以調之○ 胃而有毛曰秋病

毛甚曰今病○ 胃而有石曰冬病○石甚曰今病○ 耎弱有石曰冬病○弱甚

曰今病○ 毛而有弦曰春病○弦甚曰今病○ 石而有鉤曰夏病○鉤甚曰今病○

盛喘數絕者○則病在中○ 寸口脈沉而堅者○曰病在中○ 寸口脈浮而

盛者○曰病在外○ 脈盛滑堅者○曰病在外○脈小實而堅者○病在內○脈小

弱以濇○謂之久病○脈滑浮而疾者○謂之新病○ 脈從陰陽病易已○脈

逆陰陽病難已○ 脈得四時之順○曰病無他○ 脈反四時及不間藏○曰難

已○ 病在中脈虛○病在外脈濇堅者○皆難治○ 素平人氣象論

反此者病。（春脈）帝曰：何如而反？岐伯曰：其氣來實而強，此謂太過，病在外；其氣來不實而微，此謂不及，病在中。（強千金作弦）反此者病。（夏脈）帝曰：何如而反？岐伯曰：其氣來盛去亦盛，此謂太過，病在外；其氣來不盛去反盛，此謂不及，病在中。反此者病。（秋脈）帝曰：何如而反？岐伯曰：其氣來毛而中央堅，兩傍虛，此謂太過，病在外；其氣來毛而微，此謂不及，病在中。反此者病。（冬脈）帝曰：何如而反？岐伯曰：其氣來如彈石者，此謂太過，病在外；其去如數者，此謂不及，病在中。其來如水之流者，此謂太過，病在外；如鳥之喙者，此謂不及，病在中。（脾脈）病之且死，必先傳行至其所不勝，病乃死。故病甚者，胃氣不能與之俱至於手太陰，故真藏之氣獨見，獨見者，病勝藏也。病在中脈實堅，病在外脈不實堅者，皆難治

素玉機真藏論

形氣相得者生。參伍不調者病。察九候。獨小者病。獨大者病。獨疾者病。獨遲者病。獨熱者病。獨寒者病。獨陷下者病。一候後則病。二候後則病甚。三候後則病危。

所謂不死者。風氣之病及經月之病。似七診之病而非也。故言不死。若有七診之病。其脈候亦敗者死矣。七診即上文獨小者病云云

必審問其所始病。與今之所方病。素三部九候論

勇者氣行則已。怯者則著而為病也。

春秋冬夏四時陰陽生病起於過用。素經脈別論

五病所發。陰病發於骨。陽病發於血。陰病發於肉。陽病發於冬。陰病發於夏。是謂五發。素宣明五氣篇

形樂志苦。病生於脈。形樂志樂。病生於肉。形苦志樂。病生於筋。

形苦志苦，病生於咽嗌。形數驚恐，經絡不通，病生於不仁。素血氣形志篇

病深者其聲噦。素寶命全形論

或從內或從外，所從不同，故病異名也。故曰陽病者上行極而下，陰病者下行極而上。素太陰陽明論

其兩感於寒而病者，必不免於死。三陽經絡皆受其病，五藏六府皆受病，榮衛不行，五藏不通，則死矣。大氣皆去，病日已矣。治之者通其藏脈，病日衰已矣。凡病傷寒而成溫者，先夏至日者為病溫，後夏至日者為病暑。素熱論

病雖未發，見赤色者刺之，名曰治未病。素刺熱篇

病名陰陽交，交者死也。病而留者，其壽可立而傾也。今脈不與

汗相應。與太陽共病之。素評熱病論

痛

氣傷痛。形傷腫。故先痛而後腫者。氣傷形也。先腫而後痛者。形傷氣也。 素陰陽應象大論

盡氣閉環。痛病不下。 素診要經終論

濇則心痛。按之至骨。脈氣少者。腰脊痛而身有痹也。 素脈要精微論

腹中有横積痛。寸口脈沉而横 素平人氣象論

或痺不仁腫痛。當是之時。可湯熨及火灸刺而去之。 素玉機真藏論

血病身有痛者。治其經絡。 素三部九候論

暴癰筋緛。隨分而痛。 黃疸暴痛。癲疾厥狂。久逆之所生也。

素通評虛實論

痛走胸膺背。肺熱 素刺熱篇

計

巨陽氣則骨背頭項痛。陰氣勝則骨寒而痛。

中滿

中滿者寫之於內。素陰陽應象大論

二陰一陽發病。善脹心滿。三陰三陽俱搏。心腹滿。素陰陽別論

藏寒生滿病。素異法方宜論

中盛藏滿。素脈要精微論

胃中氣滿。喘息不便。素玉機真藏論

入五藏則䐜滿閉塞。素太陰陽明論

故煩滿而囊縮。厥陰　巨陽與少陰俱病。則頭痛口乾而煩滿。素熱論

汗出而煩滿不解者厥也。素評熱病論

陰氣少而陽氣勝。故熱而煩滿也。素逆調論

腹滿

汗不出而熱。齒乾。以煩冤。腹滿。死。　寒則厥。厥則腹滿死。素陰陽應象大論

三陰三陽俱搏。心腹滿。發盡不得隱曲。五日死。素陰陽別論

腹滿䐜脹。支鬲胠脇。下厥上冒。過在足太陰陽明。素五藏生成篇

少腹滿。冬脈不及　素玉機真藏論

虛則腹滿腸鳴。脾虛　素藏氣法時論

腹暴滿。按之不下。取手太陽經絡者。胃之募也。素通評虛實論

太陰脈布胃中絡於嗌。故腹滿而嗌乾。陽明與太陰俱病。則腹滿。身熱不能食。譫言。素熱論

腹滿泄。脾熱　下牙車為腹滿。素刺熱篇

脹

濁氣在上，則生䐜脹。素陰陽應象大論

二陰一陽發病，善脹，一陽字衍，二陰謂少陰心腎之脈 素陰陽別論

腹滿䐜脹，支鬲胠脇，下厥上冒，過在足太陰陽明。素五藏生成篇

邪氣著藏，令人脹。　腹脹閉，上下不通而終矣。少陰終　腹脹閉。太陰終

素診要經終論

下盛則氣脹。　胃脈實則脹。素脈要精微論

盛而緊曰脹。素平人氣象論

腹脹，五實之一。素玉機真藏論

燥

燥勝則乾。燥勝風。西方生燥，燥生金。其在天為燥，在地為金。

燥勝寒。素陰陽應象大論

腎苦燥。急食辛以潤之。素藏氣法時論

腎惡燥。素宣明五氣篇

熱

氣薄則發泄，厚則發熱。陽勝則熱。重寒則熱。熱傷氣。

熱勝則腫。南方生熱，熱生火。其在天為熱，在地為火。熱傷氣。

上熱傷氣指大熱之熱，此指病寒勝熱。熱傷皮毛，寒勝熱。陽勝則身熱，汗不

出而熱 陽勝 素陰陽應象大論

厥陰終者中熱。素診要經終論

諸濇不躁者皆在陽，則為熱。陽氣有餘為身熱無汗。推而內

之外而不內，身有熱也。素脈要精微論

尺熱曰病溫。尺不熱脈滑曰病風。脈尺麤常熱者謂之熱中。風

熱而脈靜 難治 素平人氣象論

太過則令人身熱而膚痛 夏脈太過 皮膚閉而為熱。肝傳之脾

18

113

病名曰脾風發癉。腹中熱。少腹冤熱而痛。身熱。脫肉破䐃。真
藏見。十月之內死。(月當作日) 病熱脈靜。(難治) 皮熱。(五實之一) 素玉機真藏論
獨熱者病。(脈) 熱中及熱病者。以日中死。素三部九候論
心惡熱。素宣明五氣篇
天之寒者化熱。則經水沸溢。素離合真邪論
所謂重實者。言大熱病。氣熱脈滿。是謂重實。脈浮而濇。濇而身
有熱者死。乳子而病熱。脈懸小者何如。曰。手足溫則生。寒則
死。(太素作手字) 乳子中風熱。喘鳴肩息者。脈何如。曰。喘鳴肩息者
脈實大也。緩則生。急則死。素通評虛實論
入六府。則身熱不時臥。素太陰陽明論
陽明主肉。其脈血氣盛。邪客之則熱。熱盛於身。故棄衣欲走也。